Dr. Mathias Oldhaver

Wunder-Alge
Ecklonia cava
Verjüngung
aus dem Meer

WIRKUNG – FORSCHUNG – NUTZUNG

Für meine Eltern

Inhaltsverzeichnis

ZUSAMMENFASSUNG

VORWORT

Ohne Algen gäbe es kein Leben auf der Erde. Sie haben vor rund drei Milliarden Jahren unsere Atmosphäre mit Sauerstoff angereichert und es so anderen Lebensformen ermöglicht, sich zu entwickeln. In der asiatischen Naturheilkunde haben Algen einen großen Stellenwert – vielmehr als bei uns. Hier sind Algen in der Naturheilkunde vielleicht noch am ehesten aus der Thalasso-Therapie in Kurhotels oder Bädern oder durch den Spirulina-Boom bekannt. In China, Japan und Korea werden Algen hingegen schon seit mehr als 3000 Jahren in der Medizin erfolgreich eingesetzt, erste Belege für eine heilkundliche Nutzung sind sogar schon rund 5000 Jahre alt.

Rund 160 der 30.000 Algenarten sind für den Menschen essbar. Aus der täglichen Ernährung der Ostasiaten sind Algen kaum wegzudenken: Es gibt fast keine Mahlzeit ohne sie. Vielleicht ist das der Grund, warum sie im Vergleich zu Westeuropäern seltener krank sind, jünger aussehen und länger leben. Sicher ist zumindest, dass Algen einen gesundheitlichen Nutzen haben; dies konnte mittlerweile durch zahlreiche Studien belegt werden. Daher haben sich bestimmte Algenarten wie Spirulina und Chlorella auch in unserer Naturheilkunde mittlerweile etabliert. Eine Braunalgenart mit fantastischen Wirkungen ist hierzulande allerdings noch kaum bekannt: die Ecklonia cava!

Die Studien zu dieser faszinierenden Alge stammen vornehmlich aus ihrer Heimat, also aus Japan und Korea. Vielleicht ist das ein Grund, warum bei uns bisher nur wenige die gesundheitliche Bedeutung der Ecklonia cava kennen. Wer allerdings die wissenschaftlichen Arbeiten zu dieser einzigartigen Alge durchforstet, kommt aus dem Staunen nicht wieder heraus: Sie gilt nicht nur als zellschützendes Super-Antioxidans, ihre sekundären Pflanzenstoffe entfalten ihre positive Wirkung auf zahlreiche Organe wie Herz, Hirn und Knochen. Darüber hinaus wirkt sie sich positiv auf den Haarwuchs, die Haut und sogar das Gewichtsmanagement aus. Diese umfassenden Anti-Aging-Effekte haben mich zu der Überzeugung gebracht, dass es sich bei der Ecklonia cava um einen wahrhaften Jungbrunnen handelt und für den Therapeuten völlig neue Behandlungsoptionen bietet.

Die Herausforderung dieses Buches lag darin, wissenschaftlichen Anspruch mit allgemeiner Verständlichkeit zu vereinbaren. Denn auf der einen Seite wird natürlich zu Recht von einem Buch, das eine vermeintliche „Wunderpflanze" vorstellt, erwartet, dass es die entsprechenden wissenschaftlichen Belege bietet. Auf der anderen Seite sind die Zellbiologie und die Mechanismen der antioxidativen Redoxsysteme sehr kompliziert. Daher musste ich diese Zusammenhänge oft vereinfachen, damit sie auch für Laien einigermaßen verständlich werden. Die umfangreichen Nachweise am Ende des Buches ermöglichen es Lesern, die tiefer in die Materie einsteigen wollen, die entsprechenden Studien selbst nachzulesen.

Dr. Mathias Oldhaver
Wiesbaden, im Januar 2017

EINLEITUNG

Der Jungbrunnen der „Oma-Taucherinnen" von Jeju-do

In vielen asiatischen Küchen haben Algen einen hohen Stellenwert. Hintergrund ist nicht zuletzt auch ihre gesundheitsfördernde Wirkung. Diese wurde seit den 90er-Jahren systematisch erforscht. So unterstützte die koreanische Regierung eine Studie zu potenziellen Gesundheitsvorteilen verschiedener Algen seinerzeit mit mehr als 39 Millionen Dollar. Auch in Europa hat man die gesundheitsfördernde Wirkung der in Braunalgen enthaltenen sekundären Pflanzenstoffe mittlerweile anerkannt. So förderte die Europäische Union 2016 eine Studie, bei der die Bioverfügbarkeit von Algen-Extrakten untersucht werden sollte. Diese Studie war übrigens Teil des Projekts SAFAX, einer EU-finanzierten Initiative, die kleine und mittlere Unternehmen zur Herstellung von polyphenolreichen Extrakten aus Algen mit antioxidativem und entzündungshemmendem Potenzial beim Menschen ermuntern soll (Corona 2016).

Mittlerweile sind Algen durch zahlreiche Berichte in Zeitschriften und Büchern auch bei uns als sinnvolle Nahrungsergänzung einem breiten Publikum bekannt geworden. Viele Therapeuten und Patienten setzen auf den Vitalstoffreichtum der Spirulina und die entgiftende Wirkung der Chlorella. Eine bestimmte Braunalgenart ist hingegen den wenigsten bekannt: die Ecklonia cava! Warum eigentlich? Denn diese Wunderalge kann man guten Gewissens als wahren Jungbrunnen bezeichnen!

Ecklonia cava wächst im Überfluss vor der Küste Japans und Koreas, genauer gesagt im Ostchinesischen Meer zwischen den Inseln Jeju-do (Südkorea) und Okinawa (Japan), und ist bei der koreanischen und der japanischen Bevölkerung als häufiger Bestandteil der Ernährung sehr beliebt. Und sie wird ein Grund dafür sein, dass die Menschen in dieser Region sehr oft ein hohes Alter erreichen – und dabei auch noch topfit bleiben. Studien zufolge gibt es pro 100.000 Einwohner auf der Insel Okinawa 457 Menschen über 100 Jahren. Zum Vergleich: Bei den US-Amerikanern kommen auf 100.000 Menschen nur 10 über 100 Jahren.

Und in der Tat: Bei der Suche nach dem Grund für die hohe Zahl an Hundertjährigen auf Okinawa und Je-judo haben Wissenschaftler herausgefunden, dass neben harter Arbeit und sauberer Luft vor allem die Ernährung für ihr langes Leben verantwortlich ist: Ein bedeutender Bestandteil der Mahlzeiten der

Menschen dort sind Algen! Und da die Okinawaner von allen Japanern – die ohnehin schon eine lange Lebenserwartung haben – am längsten leben, führt man die jungerhaltende Wirkung auf eine Alge zurück, die vor allem in den Gewässern um Okinawa herum wächst, nämlich die Ecklonia cava.

Man fand heraus, dass diese Wunderalge ganz bestimmte sekundäre Pflanzenstoffe enthält – die Phlorotannine –, die über eine extrem hohe Bindungsfähigkeit für freie Radikale verfügen. Das heißt, sie haben eine besonders ausgeprägte Fähigkeit, die Moleküle zu neutralisieren, die für Alterung und Krankheiten verantwortlich sind. Ecklonia cava scheint allen kommerziellen synthetischen und natürlichen Antioxidantien überlegen, weil sie effizienter in die Zellen eindringen und durch die Überwindung der Blut-Hirn-Schranke auch unser Gehirn schützen kann. Daher wird sie mittlerweile auch als „Super-Antioxidans" bezeichnet. Doch dazu später mehr.

Den Beweis für die Jugend spendende Kraft der Ecklonia cava liefern die sogenannten „Oma-Taucherinnen", die im Verzehr dieser Wunderalge eine wahrhaftige Nahrungsquelle der Verjüngung erkannt haben. Man nennt diese auf Jeju-do, einer Insel vor Südkorea, lebenden rüstigen alten Damen auch Haenyo („Seefrauen"). Sie tauchen bis ins hohe Alter von über 70 Jahren noch in mehreren Metern Tiefe nach Meeresfrüchten. Sie gelten als lebende Wahrzeichen der Insel.

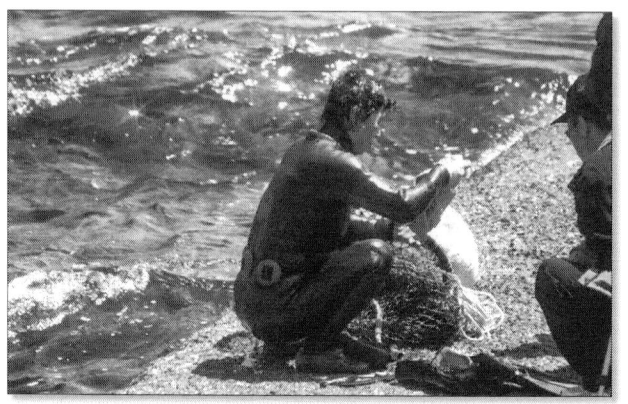

"Oma-Taucherin" von Je-judo

Ecklonia cava – Porträt einer Wunderalge

Rund 80.000 Algenarten sind dem Menschen bekannt. Ecklonia cava ist eine davon. Sie gehört zu den essbaren Braunalgen. Die etwa 1500 Braunalgenarten sind in ca. 240 Gattungen zusammengefasst. Ecklonia cava gehört der zu den Laminariales gehörenden Familie der Lessoniaceae an und stammt aus der Gattung der Ecklonia (Worms). Die typische Braunfärbung der Braunalgen ist bedingt durch die Überlagerung des Chlorophylls mit anderen Farbstoffen wie dem Fucoxanthin aus der Gruppe der Xanthophylle. Fucoxanthin ermöglicht den Chloroplasten der Braunalgen eine effizientere Photosynthese, da es vor allem den grünlichen Teil des Lichtspektrums absorbiert, der vom Chlorophyll ungenutzt reflektiert wird. Bis auf wenigen Arten handelt es sich bei allen Braunalgen um Meeresbewohner, die vor allem im Watt und oberen Bereich felsiger Küsten kühlerer Meere große flächendeckende Bestände bilden. Den Lebensraum der Ecklonia cava bilden die Küstenregionen Koreas und Südjapans.

Braunalgen sind eine sehr alte Pflanzengruppe. Fossile Funde belegen, dass sie bereits im Zeitalter des Silurs, also vor ungefähr 438 Millionen Jahren existierten. Schon früh hatten die Braunalgen auch für den Menschen eine große Bedeutung. So wurden sie bereits vor 5000 Jahren zur Ernährung, als Tierfutter und auch als Heilmittel genutzt. In den Küstenregionen verwendete man Braunalgen zudem als Felddünger. Im Mittelalter bis gegen Ende des 19. Jahrhunderts wurden aus Braunalgen Jod, Soda und Pottasche gewonnen (Letztere wurde zur Herstellung von Glas genutzt). In Ostasien werden bestimmte Algenarten – darunter auch die Ecklonia cava – als Gemüse und Suppenbeilage (Kombu) verwendet. Die Alkali- und Erdalkaliderivate der Alginsäure aus Braunalgen ergeben mit Wasser hochviskose Lösungen, die in der Textilindustrie oder zur Herstellung von Linoleum oder Kunstleder verwendet werden. Die leichter emulgierenden Alkalisalze aus Braunalgen dienen der Nahrungsmittelindustrie zum Beispiel als Geliermittel in Pudding oder Speiseeis.

Das besondere Augenmerk dieses Buches soll jedoch auf dem medizinischen Nutzen der Braunalgen liegen. Neben Eisenia arborea, Ecklonia stolonifera und Eisenia bicyclis hat sich vor hier allem eine Braunalgenart aufgrund ihrer biologischen Aktivitäten als besonders nützlich erwiesen, nämlich die Ecklonia cava. Ihre enorme antioxidative Kapazität hat ihr nicht nur den Ruf eines Jungbrunnens eingebracht, ihre entzündungshemmenden, antidiabetischen, antitumoralen, antihypertensiven, antiallergischen und alterungsenzymhemmenden Effekte machen sie zudem zu einer Wasserpflanze mit großem medizinischen Potenzial (Thomas, Wijesekara).

Vielleicht stellen Sie sich jetzt die folgende Frage: Wenn die Ecklonia cava so gesund ist und ihre Inhaltsstoffe wie ein Jungbrunnen wirken – warum ist sie dann noch so unbekannt und konnte sich erst in den letzten Jahren in der Therapie etablieren? Ein wesentlicher Grund dafür ist, dass die Extraktion der sekundären Pflanzenstoffe, der Phlorotannine, aus Braunalgen sehr komplex ist und die Verfahren zur Biosynthese dieser natürlichen chemischen Verbindungen bisher nur unzureichend bekannt waren. Im Laufe der letzten Jahre hat eine steigende Anzahl von wissenschaftlichen Veröffentlichungen die zahlreichen biologischen Aktivitäten von Braunalgen identifiziert und es möglich gemacht, die wertvollen Inhaltsstoffe der Ecklonia cava in Form von Extrakten in der Heilkunde zu nutzen.

LEBENSRAUM IN GEFAHR?

Wegen der oben beschriebenen großen wirtschaftlichen Bedeutung werden Braunalgen intensiv – teilweise bis an den Rand des Möglichen – ausgebeutet. Sie werden zur Gewinnung von Biokraftstoff, als Dünger, als Nahrungsmittel und zur Herstellung von Medikamenten und Heilmitteln verwendet. In Japan und vor Sylt werden sie daher sogar schon angebaut. Durch verschiedene Umstände ist der Lebensraum der Ecklonia cava jedoch insbesondere in Japan gefährdet: Küstengewinnung, Veränderungen der Wasserqualität, steigende Wassertemperaturen und starke Beweidung durch Pflanzenfresser machen ihr zu schaffen. Japanische Forscher haben berechnet, dass – wenn diese Entwicklung so weiter fortschreitet – bisher geeignete Lebensräume im gesamten Küstenbereich Japans spätestes in den 2090ern für Ecklonia cava nicht mehr bewohnbar wären. Die Wissenschaftler fordern daher eindringlich, die regionale Erwärmung aufgrund des Klimawandels zu mildern und die Braunalgen vor Pflanzenfressern zu schützen, damit die wertvolle Alge Ecklonia cava auch in 100 Jahren noch geeignete Lebensräume an den ostasiatischen Küste vorfindet (Takao 2015).

Inhaltsstoffe

Die Hauptbestandteile von Braunalgen sind neben Lipiden das Mannitol (D-Mannit) und das dextrinähnliche Polysaccharid Chrysolaminarin (Laminaran, Laminarin), das in sogenannten Vakuolen (Hohlräumen) gespeichert wird. Darin wird zudem das gerbstoffartige, sauer reagierende Fucosan gebildet. Die Zellwände bestehen aus einem fibrillären Cellulosegerüst, das durch Alginsäure bzw. deren Metallsalze (Alginate) versteift ist. Deren Anteil kann bis zu 40 Prozent des Frischgewichts betragen. Darüber hinaus enthalten viele Algen eine unglaubliche Vielfalt an Vitalstoffen. Man denke nur an die Spirulina platensis, eine Blaualge, der man nachsagt, dass sie 4000 verschiedene Vitalstoffe enthalten soll. Nicht umsonst wird sie deshalb auch als „grünes Kraftwerk der Natur" bezeichnet. Auch Ecklonia cava enthält eine Vielzahl von Mikronährstoffen. Besonders reich ist sie insbesondere an den Vitaminen A und Niacin sowie den Mineralstoffen und Spurenelementen Jod, Eisen, Kalium, Phosphor und Calcium. Ein weiterer spannender Inhaltsstoff von Braunalgen und damit auch der Ecklonia cava ist das leicht verschleimende Kohlenhydrat Fucoidan, das die Algen bei Ebbe vor Austrocknung schützt. Fucoidan ist ein Polysaccharidkomplex, der aus Glycoproteinen und anderen Zuckerverbindungen mit niedrigem Molekulargewicht besteht. Vielen

Studien zufolge hat Fucoidan eine Vielzahl an positiven Effekten auf die Gesundheit:

» **_Krebs_**
Fucoidan hemmt das Wachstum von Tumorzellen und fördert die Apoptose, sorgt also dafür, dass Krebszellen sich selbst zerstören.

» **_Immunsystem_**
Fucoidan steigert die Aktivität der T-Lymphozyten und der natürlichen Killerzellen und erhöht die Anzahl an Makrophagen.

» **_Fibrosen_**
Neueren Studien zufolge soll Fucoidan die Produktion eines bestimmten Botenstoffes erhöhen, des Zytokins HGF (Hepatozyten-Wachstums-Faktor). Dieses Zytokin spielt eine wichtige Rolle bei der Regeneration von Zellgewebe. Außerdem aktiviert Fucoidan Plasminogen, ein proteolytisches Enzym, das Fibrin (Gerinnungseiweiß im Blut) auflöst. Wegen dieser Eigenschaften wird Fucoidan zurzeit auf den Einsatz bei Erkrankungen getestet, die mit einem bindegewebigen Umbau der Organe einhergehen, wie Fibrose, Leberzirrhose, Hepatitis und anderen Erkrankungen.

Um hier Genaueres sagen zu können, wird noch viel Forschungsarbeit zu leisten sein. Die positiven Effekte von Fucoidan stehen allerdings außer Frage. Da ein Kilogramm Braunalgen jedoch nur rund ein Gramm Fucoidan enthält, ist es schwierig, die auf der Basis der Studienlage empfohlene Menge von drei bis fünf Gramm Fucoidan pro Tag aufzunehmen: Wir müssten täglich große Mengen an Tang und Algen verzehren – während das in Ostasien durchaus üblich ist, stellt diese Menge für einen Europäer eine zu große Herausforderung an das Geschmacksempfinden dar – auch wenn sich Algen mittlerweile als Bestandteil der beliebten Sushis durchaus auch in Europa etabliert haben. Daher wird Fucoidan in der Regel als Extrakt in Kapselform oder als flüssiges Konzentrat (z.B. in Kombination mit Enzym-Hefezellen in Korea bei Fucose Korea erhältlich) eingenommen. Als Inhaltsstoff von Ecklonia cava empfehlen wir die Einnahme von Fucoidan in Form eines Ecklonia-cava-Extrakts. Denn neben den oben genannten Mikronährstoffen und Fucoidan sind es vor allem die sekundären Pflanzenstoffe, die für die positiven gesundheitlichen Effekte der Ecklonia cava verantwortlich sind.

Sekundäre Pflanzenstoffe

Diese sekundären Pflanzenstoffe sind entscheidend für die gesundheitsfördernde und verjüngende Wirkung der Ecklonia cava. Was sind sekundäre Pflanzenstoffe? Jede Pflanze enthält eine Vielzahl von spezifischen sekundären Pflanzenstoffen, mit denen sie sich gegen äußere, widrige Umstände schützt. So schützt zum Beispiel der rote Farbstoff Lycopin die Tomate vor der UV-Strahlung. Die Bitterstoffe im Kohl, wie beispielsweise das Glucoraphanin im Brokkoli, wehren Fraßfeinde ab. Eine Übersicht, welche Arten von sekundären Pflanzenstoffen es gibt, liefert Abbildung 1.

Früher dachte man, diese Pflanzenstoffe seien für den Menschen unwichtig – und daher sekundär. Heute ist jedoch durch Tausende von wissenschaftlichen Studien belegt, dass diese sogenannten sekundären Pflanzenstoffe (im Englischen „Phytochemicals") einen sehr großen Nutzen für den Menschen haben. Ja mehr noch: Der Verzehr von Obst und Gemüse ist nicht etwa wegen der Vitamine so gesund, sondern vor allem wegen ihres Gehalts an sekundären Pflanzenstoffen. Sie wirken meist antioxidativ – neutralisieren also die freien Sauerstoffradikalen –, antientzündlich und oft auch antikanzerogen, d.h., sie helfen dem Körper bei der Krebsabwehr. Viele dieser sekundären Pflanzenstoffe haben noch ganz andere Wirkungen, so können sie zum Beispiel wie die Kakaoflavanole die Elastizität der Blutgefäße positiv beeinflussen oder wie das Epigallokatechingallat aus dem grünen Tee den Blutzuckerspiegel regulieren. Andere sekundäre Pflanzenstoffe wiederum wirken sich positiv auf die Darmflora oder den Serotoninspiegel – also unsere Gemütslage – aus, halten die Blutplättchen geschmeidig, sodass sie nicht verklumpen und besser durch die Blutgefäße gelangen können, oder senken den Cholesterinspiegel. Eine bestimmte

Art der sekundären Pflanzenstoffe – die Phytohormone – unterstützen das hormonelle Gleichgewicht des Menschen. Wer sich hier näher informieren möchte, dem empfehle ich das Buch „Sekundäre Pflanzenstoffe" von Dr. Anja Irmler und Dr. Georg Wolz.

Da jede Pflanze ganz bestimmte sekundäre Pflanzenstoffe mit unterschiedlichen Wirkungen hat, sollte man möglichst viele verschiedene Obst- und Gemüsesorten verzehren. Ein einfacher Tipp: Achten Sie dabei auf die Farbe. Je mehr Vielfalt Sie bei der Wahl der entsprechenden Sorten haben, desto besser, denn desto mehr unterschiedliche sekundäre Pflanzenstoffe nehmen Sie auf: Grün, Gelb, Orange, Rot ...und Braun! Jetzt kommen wir endlich zur Ecklonia cava. Diese Braunalge enthält nämlich neben den Carotinoiden und den Fucoidanen auch bestimmte sekundäre Pflanzenstoffe aus der großen Gruppe der Phenole, die in der Pflanzenwelt einzigartig sind – die „Phlorotannine". Sie gehören zur Gruppe der Gerbstoffe. Diese Stoffgruppe kennen Sie vielleicht vom Rotwein. Denn auch der dunkle rote Farbstoff der roten Traube ist ein Gerbstoff aus der Gruppe der Tannine oder auch oligomeren Proanthocyanidine – kurz OPC. Neben antioxidativen und entzündungshemmenden Eigenschaften soll OPC auch einen Schutz vor bestimmten Krebsarten bieten, die Plaquebildung als Vorstufe für Alzheimer und die damit verbundenen typischen Gedächtnisausfälle verhindern sowie die Wirkung anderer sekundärer Pflanzenstoffe und Vitamin C verbessern.

OPC gilt daher auch als eine Erklärung für das „Französische Paradox": Man hatte beobachtet, dass Franzosen trotz Alkohol- und Fettkonsums weniger Herz-Kreislauf-Erkrankungen haben und länger leben als z.B. Deutsche oder Amerikaner. Da die Franzosen gemeinhin besonders viel Rotwein trinken, der das OPC enthält, wird vermutet, dies könnte ihre Gesundheit positiv beeinflussen und damit die Lösung des „Französischen Paradox" sein. Während nun die gesundheitsfördernde und verjüngende Wirkung der Tannine aus dem Rotwein relativ gut erforscht und allgemein bekannt ist, liegen für die Phlorotannine der Ecklonia cava zwar schon zahlreiche Forschungsergebnisse vor, da diese aber vornehmlich aus dem asiatischen und US-amerikanischen Raum kommen, sind sie bei uns in Europa noch relativ unbekannt. Diese Phlorotannine findet man nur in den Braunalgen. Sie werden vollständig durch Polymerisation (eine bestimmte Form der Synthese) des Phloroglucinol hergestellt. Ihre chemischen Strukturen stellen eine einzigartige Kategorie von Polyphenol dar und verleihen ihnen eine wunderbare Fülle an biologischen Aktivitäten, die in den Landpflanzen nicht vorkommen.

Abb. 1: sekundäre Pflanzenstoffe

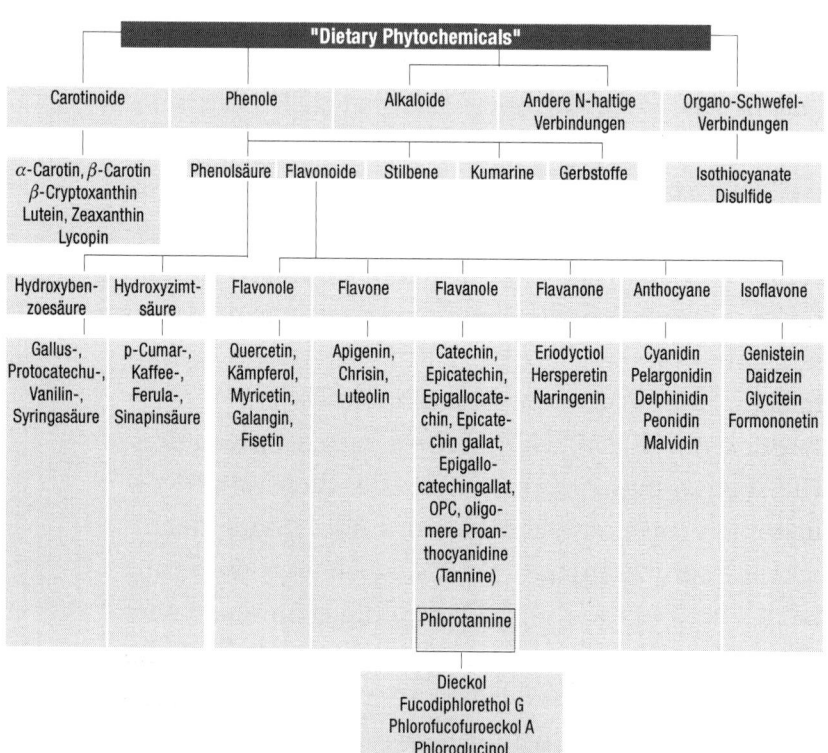

"Dietary Phytochemicals"

Carotinoide	Phenole	Alkaloide	Andere N-haltige Verbindungen	Organo-Schwefel-Verbindungen

α-Carotin, β-Carotin β-Cryptoxanthin Lutein, Zeaxanthin Lycopin	Phenolsäure	Flavonoide	Stilbene	Kumarine	Gerbstoffe	Isothiocyanate Disulfide

Hydroxyben-zoesäure	Hydroxyzimt-säure	Flavonole	Flavone	Flavanole	Flavanone	Anthocyane	Isoflavone
Gallus-, Protocatechu-, Vanilin-, Syringasäure	p-Cumar-, Kaffee-, Ferula-, Sinapinsäure	Quercetin, Kämpferol, Myricetin, Galangin, Fisetin	Apigenin, Chrisin, Luteolin	Catechin, Epicatechin, Epigallocate-chin, Epicate-chin gallat, Epigallo-catechingallat, OPC, oligo-mere Proan-thocyanidine (Tannine)	Eriodyctiol Hersperetin Naringenin	Cyanidin Pelargonidin Delphinidin Peonidin Malvidin	Genistein Daidzein Glycitein Formononetin

Phlorotannine

Dieckol
Fucodiphlorethol G
Phlorofucofuroeckol A
Phloroglucinol
Triphlorethol-A,
Eckol
Eckstolonol
7-phloro eckol
6,6'-bieckol
8,8'-bieckol
8,4'''-dieckol

Oxidativer Stress
durch freie Radikale

s ist bereits mehrfach der Begriff ‚Antioxidans‘ gefallen und dass die Ecklonia cava hier offenbar eine besonders positive Rolle spielt. Um diese Rolle näher zu beleuchten, sollten wir uns zunächst noch einmal vergegenwärtigen, warum diese antioxidative Wirkung so wichtig ist.

Alterung und Krankheiten werden zu einem nicht unwesentlichen Teil durch oxidativen Stress hervorgerufen. Doch was heißt das? Unter freien Radikalen versteht man Sauerstoffverbindungen, die die Zellen im Körper schädigen. Sie sind unser Immun-Feind Nr. 1, sie beschleunigen unseren Alterungsprozess und können Krankheiten auslösen.

Woher stammen diese freien Radikale? Sie werden durch normale Stoffwechselprozesse hergestellt, vor allem bei der Energiegewinnung durch Sauerstoff – durch Atmung. Das bedeutet natürlich nicht, dass wir weniger atmen sollten. Es wäre nicht möglich. Zu einem gewissen Grad sind freie Radikale auch für den Stoffwechsel erforderlich. Wenn aber zu viele freie Radikale gebildet werden, kommt es zu Problemen. Freie Radikale bestehen nämlich aus einem oder zwei Atomen, die mit einem ungepaarten einzelnen Elektron verbunden sind. Dieses einzelne Elektron besteht auf der Bindung mit einem anderen Elektron und ist daher sehr reaktiv. Sie greifen Zellmembranen und Proteine an und können Zellen dauerhaft beschädigen oder sogar zerstören. Die Konsequenzen reichen von der Beschleunigung des Alterns bis zur Auslösung von Krankheiten wie Arteriosklerose, Alzheimer oder Krebs.

Freie Radikale werden ständig durch Atmung produziert. Folgerichtig führen sportliche und körperliche Anstrengung zu großen Mengen an freien Radikalen, weil intensiver geatmet wird. Der Umkehrschluss ist natürlich nicht, dass kein Sport mehr getrieben werden soll – aber um die freien Radikalen in Schach zu halten, sollten Sporttreibende genügend antioxidative Lebensmittel in ihren Speiseplan einbauen wie Obst und Gemüse – oder auch bestimmte Algen wie die Ecklonia cava. Auch Entzündungen und Verletzungen oder andere Erkrankungen können freie Radikale erzeugen. Viele freie Radikale entstehen auch durch das Rauchen: Ein einziger Zug an einer Zigarette sendet bis zu 1014 – also Milliarden – freie Radikale in die Lunge eines Rauchers. Andere Ursachen für die Bildung freier Radikale sind Alkohol- und Kaffeekonsum und die Exposition gegenüber ionisierender Strahlung (von Fernsehgeräten, PCs und UV-Strahlung, Strahlentherapie), Ozon und Pestiziden. Darüber hinaus werden Peroxide, die vor allem in tierischen Fetten in gegrilltem Fleisch vorkommen, im Körper in freie Radikale umgewandelt.

DNA-Schäden durch oxidativen Stress

Besonders gefährdet durch diesen oxidativen Stress ist die DNA (Desoxyribonukleinsäure), also ausgerechnet das Biomolekül, das unsere Erbinformationen bzw. Gene speichert. Der in Form einer Doppelhelix aufgebaute DNA-Doppelstrang wird durch freie Radikale besonders stark geschädigt, indem zum Beispiel der Strang aufgebrochen wird oder chemische Veränderungen an den Nucleotid-Basen verursacht werden; und darauf reagiert die DNA und damit unser Erbgut besonders empfindlich. Jede dieser durch oxidativen Stress verursachten Veränderungen kann zu einer Mutation führen, die die Zelle im schlimmsten Fall in eine unkontrolliert wachsende Krebszelle verwandelt.

Der Großteil der DNA befindet sich als Chromosomen im Zellkern, ein kleinerer Teil befindet sich in den Mitochondrien, also den ‚Zellkraftwerken‘. In den Mitochondrien findet die Zellatmung statt, daher entstehen hier besonders viele freie Radikale. Die hier vorhandene DNA ist somit nicht nur besonders hohem oxidativen Stress ausgesetzt – das Problem ist, dass die mitochondriale DNA nicht reparierbar ist. Dies hängt damit zusammen, dass deren Reparaturenzyme relativ unzulänglich sind und die mitochondriale DNA im Gegensatz zur chromosomalen DNA nicht in Histonprotein-Komplexe verpackt ist, welche sie zumindest teilweise vor dem Angriff der freien Radikale schützen könnten.

Studien der letzten Jahrzehnte haben offenbart, dass gerade die Mutationen und Schädigungen der mitochondrialen DNA Alterungsvorgänge beschleunigen. So führt man verschiedene degenerative Erkrankungen des Zentralnervensystems, aber auch Herz-, Muskel- oder Nierenerkrankungen auf mitochondriale Mutationen zurück, die dementsprechend häufig bei älteren Menschen auftreten.

DER ORAC-WERT: MESSGRÖSSE FÜR DIE ANTIOXIDATIVE KAPAZITÄT

Mithilfe des ORAC-Wertes kann man die Fähigkeit eines Lebensmittels oder Nahrungsergänzungsmittels messen, freie Radikale zu absorbieren und unschädlich zu machen. ORAC steht für „Oxygen Radical Absorbance Capacity", zu deutsch: „Sauerstoff-Radikalabsorbierende Kapazität".

Je höher der ORAC-Wert ist, desto größer ist die antioxidative Fähigkeit des Nahrungs(ergänzungs)mittels – desto größer also auch die Fähigkeit, Zellen und Gewebe vor Schäden durch Oxidation zu schützen. In der Tabelle finden Sie die ORAC-Werte ausgewählter Lebensmittel.

Ecklonia cava gehört zu den Spitzenreitern: Mit 8368 hat es einen deutlich höheren Wert als andere Lebensmittel mit einem hohen Flavonoidgehalt wie grüner Tee mit dem EGCG oder Rote Trauben bzw. Rotwein mit dem Resveratrol und auch einen deutlich höheren Wert als viele weitere Früchte und Gemüsesorten. Man müsste am Tag sieben bis acht Orangen essen, um den Körper mit der gleichen antioxidativen Kapazität zu unterstützen wie aus einer Portion Ecklonia cava.

Lebensmittel	ORAC-Wert je 100g
Aubergine	390
Mais	400
Kirschen	670
Rote Trauben	739
Orangen	750
Rote Beete	840
Brokkoli	890
Erdbeeren	1540
Brombeeren	2036
Blaubeeren	2400
Rosinen	2830
Granatäpfel	3000
Ecklonia cava	8368

Das Super-Antioxidans

ie Phlorotannine der Ecklonia cava sind wie die meisten sekundären Pflanzenstoffe natürliche Antioxidantien und daher von der Medizin von großem Interesse bei der Prävention und Behandlung von Krebs, Entzündungen, Herz-Kreislauf- und neurodegenerativen Erkrankungen. Wie aus der Abbildung 1 ersichtlich gehören die Phlorotannine zu den Flavonoiden, die wiederum zu den Phenolen gehören. Ein Phenol ist biochemisch gesehen ein einfacher Ring:

Phenol

Mehrere miteinander verbundene Phenolringe bilden Polyphenole wie eben die Flavonoide mit ihrer typischen Dreiringstruktur. So sieht das Flavonoid Quercetin (kommt z.B. im Apfel vor) aus:

Quercetin

Die Catechine aus grünem Tee haben sogar vier Ringe:

EGCG

Und jetzt kommen wir zur Phenolstruktur der Pho-
lorotannine aus der Ecklonia cava: Hier sieht man,
dass zwei der besonders wichtigen Phlorotannine sieben (Phlorofucofuroeckol) oder sogar acht (Dieckol)
Ringe haben:

Phlorofucofuroeckol

Dieckol

Vielleicht fragen Sie sich jetzt, warum ich Sie hier mit diesen chemischen Strukturen langweile. Die Antwort: Je mehr Ringe in einer Phenolstruktur, desto größer ist die Fähigkeit, Elektronen aufzunehmen. Und genau diese Kraft beschreibt die antioxidative Fähigkeit einer Substanz: Die Kraft dieser Antioxidantien beruht zum großen Teil auf ihrer Fähigkeit, Streuelektronen von freien Radikalen einzufangen. Mit anderen Worten: Dadurch dass die Phenolstrukturen der sekundären Pflanzenstoffe der Ecklonia cava deutlich mehr Ringe haben, ist auch ihre antioxidative Kapazität deutlich höher!

Fassen wir noch einmal zusammen: Die höhere antioxidative Wirksamkeit der Ecklonia cava kann ganz simpel biochemisch erklärt werden. Sekundäre Pflanzenstoffe haben Molekülstrukturen mit verbundenen Ringen, den Benzolringen. Je mehr zyklische Benzolringe ein Molekül enthält, desto höher ist sein antioxidatives Potenzial; also die Fähigkeit, freie Sauerstoffradikale zu binden. Bekannte und starke Antioxidantien wie Resveratrol (aus Trauben) enthalten eine Molekülstruktur aus zwei Benzolringen, die Catechine (z.B. aus grünem Tee) enthalten sogar vier. Aber jetzt kommt's: Die aktiven Verbindungen der Ecklonia cava wie Dieckol enthalten sage und schreibe acht Benzolringe! Diese größere und komplexere molekulare Struktur macht es möglich, dass Ecklonia cava deutlich mehr freie Radikale einfangen kann als jedes andere Antioxidans. Man müsste zum Beispiel 200 Tassen grünen Tee am Tag trinken, um den antioxidativen Schutz einer täglichen Dosis des Ecklonia-cava-Extraktes zu erreichen. Warum? Ihr ORAC-Wert ist bis zu 100-mal höher als der von jedem vom Land stammenden Antioxidans (s. Kasten zum ORAC-Wert).

Und noch ein weiterer Aspekt trägt dazu bei, dass die sekundären Pflanzenstoffe der Ecklonia cava viel wirksamer sind als die Antioxidantien, die man von Landpflanzen kennt (Vitamine C und E, Catechine, Resveratrol usw.). Sie haben nämlich die universale Fähigkeit (übrigens ebenso wie die Alpha-Liponsäure), sowohl in wässrigen Milieus als auch in Lipidmilieus zu wirken. Das ermöglicht den Phlorotanninen, die sogenannte Blut-Hirn-Schranke zu überwinden und so die Nervenzellen des Gehirns zu schützen! Kein Wunder also, dass die Ecklonia cava von Forschern den Beinamen „Maschine zur Vernichtung freier Radikale" erhalten hat.

DIE BLUT-HIRN-SCHRANKE

Als Blut-Hirn-Schranke oder auch hämatoenzephalische Schranke bezeichnet man die physiologische Barriere zwischen den Flüssigkeitsräumen im Blutkreislauf und im Zentralnervensystem. Diese Schranke ist selektiv, das heißt, sie lässt nur ganz bestimmte Stoffe aus dem Blut in den extravasalen (also außerhalb von Blut- und Lymphgefäßsystems liegenden) Raum in Gehirn und Rückenmark. Diese Barriere wird im Wesentlichen von Endothelzellen gebildet, die über sogenannte Tight Junctions miteinander verbunden sind. Diese Tight Junctions gibt es auch an der Darmwand. Sie können die Epithelzellen wie ein Klettband verschließen und dafür sorgen, dass nur die Stoffe durchkommen, die auch durchkommen sollen.

Und damit sind wir bei dem Sinn dieser Blut-Hirn-Schranke: Sie schützt das Gehirn vor Krankheitserregern und Giftstoffen, die in Blut- und Lymphsystem zirkulieren. Damit ist sie ein hochselektiver Filter, der sicherstellt, dass die vom Gehirn benötigten Nährstoffe zugeführt und die entstandenen Stoffwechselprodukte abgeführt werden.

Allerdings erschwert diese Schutzfunktion für das Gehirn leider auch die medikamentöse Behandlung vieler neurologischer Erkrankungen, weil auch viele Arzneisubstanzen die Blut-Hirn-Schranke nicht passieren können. Auf der anderen Seite können schädliche fettlösliche Substanzen wie Nikotin oder Alkohol die Blut-Hirn-Schranke per Diffusion passieren und somit in das Gehirn gelangen.

DIE VERJÜNGUNGSWIRKUNG DER WUNDERALGE

Wenn wir den Begriff ‚Verjüngung' hören, denken wir zunächst meist an das Aussehen. Und tatsächlich: Die Inhaltsstoffe der Wunderalge Ecklonia cava sorgen mit ihren Wirkungen auf Haut und Haar tatsächlich für eine optische Verjüngung, wie wir weiter unten noch sehen werden. Die Hautalterung ist allerdings nur ein Aspekt der Alterung. Was nützt es, wenn wir jung und frisch aussehen, aber unsere inneren Organe alt und welk werden? Wenn wir einer Substanz das Attribut „verjüngend" zuschreiben, dann sollte sie an vielen Stellen unseres Körpers ansetzen. Und genau das tut Ecklonia cava: Sie entfaltet ihre positive Wirkung an den unterschiedlichsten Organen, die in ihrer Summe dazu beitragen, dass wir uns jünger und frischer fühlen. Denn was heißt Alterung? Es ist im Grunde ein biologischer Prozess, der zum Verlust der normalen Organfunktionen führt. Und je besser wir diese Organe schützen und pflegen – zu denen ja auch die äußerlichen Organe wie die Haut gehören, die das Altern sichtbar machen –, desto langsamer altern wir. Das Tolle: Mit einer Änderung des Lebensstils und der Ernährung und auch mit einer gezielten Versorgung mit den richtigen Mikronährstoffen können wir den Altersprozess sogar ein Stück weit rückgängig machen ...

Zellschutz und Entgiftung

Die wichtigste Wirkung der in der Ecklonia cava enthaltenen sekundären Pflanzenstoffe, der Phlorotannine, bezieht sich auf den Schutz der Zellen vor oxidativem Stress. Denn eine gesunde Zelle bildet die Basis unserer Gesundheit. Zellen bilden die Grundbausteine unseres Körpers. Jedes unserer Organe besteht aus speziellen – in der Medizin nennt man das ‚differenzierten' – Zellen. So gibt es Hautzellen, Darmzellen, Muskelzellen, Lungenzellen, Blutzellen usw. Die Zellen bestehen wiederum aus einer Außenhülle, der Membran, und unterschiedlichen Bauteilen. Dazu gehören auch die Mitochondrien. In ihnen wird der eingeatmete Sauerstoff in Energie in Form von ATP umgewandelt. Deshalb nennt man sie auch die „Kraftwerke der Zellen". Wie wir bereits gesehen haben, sind sowohl Zellmembran als auch Mitochondrien besonders gefährdet durch die freien Sauerstoffradikale. Durch sein antioxidatives Potenzial hilft Ecklonia cava dabei, die Zellen zu schützen. Hierfür gibt es mittlerweile auch zahlreiche wissenschaftliche Belege.

In einer sehr spannenden koreanischen Studie wurden die Anti-Aging-Eigenschaften des sekundären Pflanzenstoffes Dieckol aus Ecklonia cava in Kombination mir einem menschlichen Plazenta-Hydrolysat (HPE) untersucht. Dazu wurden menschliche Bindegewebszellen (Fibroblasten) und Muskelzellen (Myoblasten) der Maus hoch konzentrierten künstlich erzeugten freien Radikalen ausgesetzt. Die Ergebnisse zeigten, dass die Kombination aus dem Ecklonia-cava-Pflanzenstoff und dem HPE die Zellproteine schützt. Dabei wurden mehrere Mechanismen der antioxidativen Aktivität des Dieckol aus der Ecklonia cava identifiziert: Es

1. *hemmt effektiv die Ausbildung von sogenannten Matrix-Metalloproteinasen. Diese proteolytischen Enzymen bauen Kollagen und andere Proteine des Bindegewebes und Stützapparates ab und sind daher ein starker Auslöser der Hautalterung.*

2. *hemmt die Ausschüttung von Proteinkinasen des Typs C. Diese Enzyme haben eine Bedeutung bei der Regulierung des zellulären Wachstums.*
   Eine Fehlsteuerung kann an der Auslösung von Krebs beteiligt sein. Daher ist deren Hemmung sinnvoll und wird zum Beispiel auch bei Diabetes-Patienten medikamentös verabreicht, um Komplikationen zu vermeiden.

3. *hemmt die Elastase-Aktivitäten. Elastase ist ein Enzym, das Elastin abbaut, also ein wichtiges*

Strukturprotein. Der Abbau von Elastin führt zu einem schwachen Bindegewebe.

4. *fördert die Bildung von Cholinacetyltransferasen und vesikulären Acetylcholintransportern. Diese beiden Stoffe sind wichtig für die Bildung von Acetylcholin, das für die Signalübertragung von Nerven auf Muskeln zuständig ist.*

Die Forscher kamen zu dem Schluss, dass diese Mechanismen proaktiv dazu beitragen, Alterungsprozesse und abrupte physiologische Veränderungen zu verzögern, die durch die Häufung oxidativer Schädigung und damit zu einer mitochondrialen Dysfunktion führen (Jang 2015).

Eine andere Studie untersuchte im Tierversuch die Auswirkungen des in der Ecklonia cava vorliegenden sekundären Pflanzenstoffs Triphlorethol-A auf DNA-Schäden. Dafür muss vorweg gesagt werden, dass durch freie Radikale eine Substanz mit dem Namen 7,8-Dihydro-8-oxo-deoxy-guanosin (8-oxo-dG) gebildet wird. Diese Veränderung führt bei der Zellteilung und Vermehrung der DNA dazu, dass diese an der betreffenden Stelle nicht mehr richtig ausgelesen werden kann und in der Folge eine Mutation entsteht. Mit zunehmendem Alter nimmt auch die Bildung dieses schädlichen 8-oxo-dG in den Zellen zu. Der Körper kann zumindest teilweise mithilfe des Enzyms 8-Oxoguanin-DNA-Glycosylase-1 (OGG1) diese durch 8-oxo-dG verursachten DNA-Schäden wieder reparieren.

Und jetzt kommt das Entscheidende: Es konnte gezeigt werden, dass das Triphlorethol-A aus der Ecklonia cava das durch freie Radikale entstandene und für die DNA schädliche 8-oxo-dG signifikant verringert und gleichzeitig die Bildung des Reparaturenzyms OGG1 fördert. Darüber hinaus beeinflusst Triphloretol-A auch weitere antioxidative Schutzmechanismen positiv wie das NrF2. Dabei handelt es sich um einen sogenannten Transkriptionsfaktor, also ein Protein, das der DNA übermittelt, welches Gen aktiviert werden soll. NrF2 verbindet sich mit weiteren kleinen Proteinen, den sogenannten SMAF-Proteinen, und antioxidativen Response-Elementen (ARE), die dann die zellschützenden Gene aktivieren. Die Daten der Studie haben gezeigt, dass durch Triphlorethol-A aus Ecklonia cava dieses komplexe DNA-Reparatursystem aktiviert und damit eine schützende Wirkung gegen DNA-Basenschäden durch oxidativen Stress ausgeübt wird (Kim 2014).

In einer weiteren Tierversuchs-Studie mit dem Embryonen des Zebrabärblings, einem Karpfenfisch, wurde die Schutzwirkung der aus der Ecklonia cava extrahierten Phlorotannine Phloroglucinol, Eckol, Dieckol, Eckstolonol und Triphloroethol A gegen oxidativen Stress untersucht. Die Zebrabärbling-Embryonen wurden erheblichem oxidativen Stress ausgesetzt. Dann wurde die eine Gruppe mit den Phlorotanninen behandelt, die andere nicht. Bei der Phlorotannin-Gruppe wurde die Lipidperoxidation und der durch oxidativen Stress verursachte Zelltod deutlich reduziert. Die Lipidperoxidation ist deshalb so gefährlich, weil die freien Radikale bei diesem Prozess den Lipiden, also Fetten in den Zellwänden, ein Elektron ‚klauen‘ und so eine Kettenreaktion auslösen, welche die Zelle massiv schädigt. Darüber hinaus wurden laut dieser Untersuchung auch keine negativen morphologischen Phänomene wie Herzödeme, Dottersacködeme und Wachstumsverzögerungen beobachtet. Die Forscher konstatierten, dass aufgrund dieser Ergebnisse Phlorotanninen eine herausragende antioxidative Wirkung bescheinigt werden kann und sie daher als potenzielles therapeutisches Mittel zur Behandlung von Krankheiten erwogen werden sollten, die mit oxidativem Stress in Verbindung gebracht werden (Kang 2013).

Schutz der Leberzellen

Zu den vielen Stoffen, die oxidativen Stress verursachen (s.o.), gehört auch der Alkohol. Verschiedene japanische Studien haben gezeigt, dass Ecklonia cava durch die Regulation der alkoholabbauenden Enzyme auch eine Schutzwirkung für die Leber gegen Alkohol entfalten kann. So konnte nachgewiesen werden, dass die Polyphenole der Ecklonia cava den durch Ethanol in erhöhtem Maße verursachten Tod von Leberzellen vermindern konnten, indem sie den Anstieg der intrazellulären reaktiven Sauerstoffspezies gemindert und den intrazellulären Glutathion-Spiegel aufrechterhalten haben. Glutathion ist ein wichtiges Antioxidans im Körper. Zudem beeinflussen die Ecklonia-cava-Polyphenole die Alkohol abbauenden Enzymsysteme Cytochrom P450 2E1 und die Alkohol-Dehydrogenase positiv. Die Wissenschaftler stufen Ecklonia cava daher als Kandidat für die Prävention von alkoholbedingten Leberschädigungen ein (Yamahita 2015). Eine weitere Studie zeigt die schützende Wirkung von Ecklonia cava auf Leberzellen durch die Unterstützung der körpereigenen Zellschutzsysteme. In diesem Fall konnte gezeigt werden, dass das Ecklonia-cava-Phlorotannin Eckol die Zahl der mitochondrialen freien Radikalen in Leberzellen verringert, die zuvor erheblichem radikalen Stress ausgesetzt wurden. Eckol stimulierte nämlich die Produktion der Mangan-Superoxid-Dismutase, ein mitochondriales antioxidatives Enzym mit zellschützender Wirkung gegen oxidativen Stress. Außerdem aktivierte Eckol die AMP-aktivierte Proteinkinase, ein Enzym, das die Zellen vor ATP-Mangel, also Energiemangel schützt. Bei dieser Studie wurde somit deutlich, dass der aus der Ecklonia cava stammende sekundäre Pflanzenstoff Eckol die Zellen vor dem besonders folgenreichen mitochondrialen oxidativen Stress schützt (Kim 2014).

Neben dem Alkohol gibt es viele weitere Stoffe, welche die Leber schädigen und damit hepatotoxisch – also lebergiftig – sind. Die Schädigung der Leberzellen durch diese Lebergifte kann bis hin zur starken Leberschädigung (Leberdystrophie) oder zum Absterben von Lebergewebe (Nekrose) führen. Zu diesen hepatotoxischen Stoffen gehören zum Beispiel Phosphor, Tetrachlorkohlenstoff, Chloroform, Aflatoxine (Pilzgifte z.B. im Schimmelpilz) und Arsen. Bei länger anhaltender Gabe in entsprechend hoher Dosis wirken auch bestimmte Krebsmedikamente (Zytostatika), Phenothiazine (das sind Grundbausteine vieler Medikamente wie Beruhigungsmittel, oder Medikamente gegen allergische Reaktionen, Psychosen und Übelkeit) sowie Ovulationshemmer („Antibabypille") hepatotoxisch. In einer Tierversuchsstudie wurde Ratten ein hepatotoxisches Krebsmedikament (Doxorubicin) in Kombination mit Ecklonia-cava-Extrakt verabreicht. Dabei zeigte sich, dass Ecklonia cava eine signifikant schützende Wirkung auf die Lebertoxizität des Medikaments hatte (Jung 2014).

Schutz gegen Strahlung

Auch bei Strahlenschäden übt die Ecklonia cava offenbar eine Schutzfunktion aus. So konnte gezeigt werden, dass der aus der Ecklonia cava isolierte sekundäre Pflanzenstoff Phloroglucinol über antioxidative und zytoprotektive, also zellschützende Wirkung verfügt. Gezeigt werden konnte dies am Darm von Mäusen, die ionisierender Strahlung ausgesetzt wurden: Die Dünndarmschleimhaut konnte sich deutlich schneller regenerieren, wenn die Mäuse zuvor Ecklonia cava erhalten hatten. Grund dafür war unter anderem, dass bestimmte für den Zelltod verantwortlichen Proteine wie das p53 herunterreguliert, während die Bildung zelltodhemmender Moleküle wie Bcl-2 und Bcl-X gefördert wurde. Durch die Erhöhung der Schwelle für den Zelltod bei Darmzellen unterstützt Ecklonia cava die Schutzmechanismen vor ionisierender Strahlung. Weitere Studien konnten die Schutzwirkung von Ecklonia cava auch gegen radioaktive Strahlung aufzeigen. Danach hatten Zellen, die mit Ecklonia cava behandelt wurden, eine deutlich höhere Überlebensrate nach der Bestrahlung mit γ-Strahlen. Zudem wurden durch die Ecklonia-cava-Behandlung die DNA-Schäden und die Produktion von reaktiven Sauerstoffspezies deutlich reduziert (Lee W. 2013).

Antientzündliche Wirkung

Wir werden im Verlauf dieses Buches noch mehrmals auf das Thema Entzündungen zurückkommen. Denn für eine große Zahl an Erkrankungen – von Herz-Kreislauf-Erkrankungen über chronische entzündliche Erkrankungen bis hin zu Krebs – sind die Ursache sogenannte ‚silent inflamations‘, d.h. subklinische Entzündungen, also Entzündungsprozesse, die wir zunächst gar nicht wahrnehmen, die sich aber mittel- bis langfristig in konkreten Erkrankungen wie den eben genannten manifestieren. An dieser Stelle sollen daher nur einige Mechanismen erwähnt werden, mit denen Ecklonia cava entzündliche Prozesse im Körper adressiert.

Die entzündungshemmenden Effekte der Ecklonia cava resultieren in erster Linie aus der Hemmung des sogenannten Nf-κB-Entzündungsweges. Dabei handelt es sich um einen Transkriptionsfaktor. Das sind – vereinfacht gesagt – Proteine oder Proteinkomplexe, die bestimmte Gene auf der DNA ‚ein- oder ausschalten' können. Der Transkriptionsfaktor NF-κB ist von großer Bedeutung für die Regulation der Immunantwort, das Zellwachstum und den Zelltod. Eine besondere Rolle spielt die Aktivierung von NF-κB bei der Entstehung von Entzündungen. Wegen seiner vielfältigen Funktionen wird NF-κB auch mit zahlreichen Erkrankungen in Zusammenhang gebracht. Insbesondere bei Krebserkrankungen gilt es mittlerweile als wahrscheinlich, dass die Aktivierung von NF-κB in den Krankheitsprozess eingreift. Deshalb versucht die pharmazeutische Forschung bei der Entwicklung neuer Medikamente in diesen NF-κB-Signalweg einzugreifen.

In mehreren Studien konnte nachgewiesen werden, dass die sekundären Pflanzenstoffe der Ecklonia cava (v.a. 8,8'-Bieckol und Dieckol) den NF-κB-Entzündungsweg beeinflussen. Darüber hinaus unterdrückt Ecklonia cava weitere Entzündungsmediatoren wie Stickstoffmonoxid (NO) und Prostaglandin E2 (PGE2). NO ist zwar notwendig für die Gefäßerweiterung, wie wir später noch sehen werden, bei

Entzündungen wird jedoch eine sehr große Menge NO produziert. Darüber hinaus verringert 8,8'-Bieckol aus der Ecklonia cava die Produktion von entzündungsfördernden Botenstoffen (z.B. Interleukin-6) und die Produktion intrazellulärer reaktiver Sauerstoffspezies, also von freien Radikalen (Yang 2014).

Gerade bei einer Sepsis, also einer lebensbedrohlichen, komplexen systemischen Immunreaktion, die durch eine Infektion mit Krankheitserregern ausgelöst wird (umgangssprachlich auch als „Blutvergiftung" bezeichnet) werden im Körper viele Entzündungsmediatoren wie NO und PGE2 produziert. Die Mortalitätsrate beträgt hier 30 bis 40 Prozent. In einem Tierversuch mit Mäusen erhöhte Ecklonia signifikant die Überlebensrate von Mäusen nach einem septischen Schock und dämpfte die Leber- und Nierenschäden der Tiere. Die Forscher kamen zu dem Schluss, dass die Phlorotannine aus Ecklonia cava einen septischen Schock durch die Regulation von entzündungsfördernden Faktoren unterdrücken können (Yang 2016). Auch für das in der Ecklonia cava vorhandene Fucoidan konnte im Tierversuch auf Basis ähnlicher Mechanismen eine starke entzündungshemmende Wirkung festgestellt werden (Lee 2012).

Immunsystem

D a eine starke Abwehr die Basis für unsere Gesundheit darstellt, wollen wir mit dem Immunsystem beginnen und zunächst einige Wege vorstellen, wie Ecklonia cava das Immunsystem unseres Körpers unterstützt. Während die meisten Wirkmechanismen von Ecklonia cava auf deren sekundäre Pflanzenstoffe zurückzuführen sind, werden die immunmodulatorischen und die das Immunsystem aktivierenden Eigenschaften von Ecklonia cava eher ihrem reichlichen Polysaccharid-Gehalt (also dem Fucoidan) zugeschrieben. Auch hier spielen wieder der eben beschriebene Transkriptionsfakor NF-κB sowie die sogenannten Proteinkinasen eine Rolle. Diese Enzyme regulieren die Funktion von Transkriptionsfakoren wie NF-κB: Wenn die Proteinkinasen nicht richtig funktionieren, kann es zu unterschiedlichen Erkrankungen kommen. Deshalb wird von der pharmazeutischen Industrie intensiv erforscht, wie man diese Proteinkinasen beeinflussen kann. Japanische Forscher konnten in Zellversuchen nachweisen, dass Ecklonia cava über den Einfluss auf die Proteinkinasen und den Transkriptionsfakor NF-κB die Immunantwort moduliert (Ahn 2013). Zu ähnlichen Ergebnissen kamen auch chinesische Wissenschaftler von der Heilongjiang Bayi Agricultural University (Cao 2014).

Weil sie die Anzahl der Killerzellen erhöhen, werden die Fucoidane aus der Ecklonia cava auch insbesondere für den Einsatz bei Krankheiten mit erwiesenen Immundefiziten erforscht wie Krebs, Virusepidemien und HIV. So konnte zum Beispiel nachgewiesen werden, dass der sekundäre Pflanzenstoff 8,4‴-Dieckol hemmende Aktivitäten auf den menschliche Immunschwächevirus Typ-1 (HIV-1) ausübt (Karadeniz 2014). Zudem wurde Ecklonia cava eine bakterizide Wirkung auf Salmonellen und Staphylokokken bescheinigt. Zumindest im Tierversuch konnte gezeigt werden, dass Ecklonia cava eine prebiotische Wirkung im Darm entfaltet und die angeborene Immunantwort der Tiere verbessert, sodass sie sich besser vor einer Infektion mit pathogenen Bakterien schützen können (Lee 2016). Die Bedeutung sekundärer Pflanzenstoffe für die Darmflora wird übrigens in dem Buch „Sekundäre Pflanzenstoffe und Darm" (Irmler/Wolz) ausführlich dargestellt. Die antivirale Wirkung der sekundären Pflanzenstoffe aus der Ecklonia cava konnte darüber hinaus bei der Schweinekrankheit PEDV (eine virale Durchfallerkrankung von Schweinen) (Kwon 2013) und dem ‚Schweren Akuten Respiratorische Syndrom' (SARS) gezeigt werden, einer Infektionskrankheit, die vermutlich von Tieren auf den Menschen übertragen wird (Park 2013).

Herz und Kreislauf

Unser Herz-Kreislauf-System ist vielen verschiedenen Arten von Risikofaktoren ausgesetzt. Dazu gehören freie Radikale, Entzündungen, übermäßige Koagulation (also die Neigung der Blutplättchen, sich ohne Grund zu verkleben), hoher Cholesterinspiegel, Bluthochdruck usw. Je mehr dieser Risikofaktoren zusammentreffen, desto größer die Gefahr, dass ein kardiovaskuläres Ereignis wie Herzinfarkt oder Schlafanfall eintritt. Man sagt sogar, dass eine Verdoppelung der Risikofaktoren zu einer Vervierfachung des Risikos führt.

Ecklonia cava kann hier wirkungsvoll unterstützen Denn diese Wunderalge bietet einen noch nie da gewesenen Schutz für das Herz-Kreislauf-System (Kang 2003). In den vorigen Kapiteln haben wir das antioxidative Potenzial zur Neutralisierung überschüssiger freier Radikaler sowie die antiinflammatorische Wirkung der Ecklonia cava bereits beschrieben. Ein weiterer wesentlicher Faktor unserer Herzgesundheit sind die Blutgefäße. Unser Herz pumpt pro Tag 6000 bis 8000 Liter Blut durch unsere Gefäße. Dies macht nicht nur die gewaltige Arbeitsleistung des Herzens deutlich, es veranschaulicht auch, welche wichtige Aufgabe unsere Blutgefäße haben. Deren Gesundheit spielt für die allgemeine Gesundheit und die Frage des Alterns eine entscheidende Rolle. Der berühmte Arzt Rudolf Virchow hat einmal gesagt: „Der Mensch ist so alt wie seine Gefäße". Nicht von ungefähr, denn die im Volksmund als Gefäßverkalkung bekannte Arteriosklerose kann zum Herzinfarkt – der Todesursache Nr. 1 –, aber auch zum Schlaganfall und anderen Folgeerkrankungen führen. Je älter wir werden, desto mehr ‚verkalken' die Adern – es sei denn man sorgt mit einem gesunden Lebensstil und der entsprechenden Ernährung vor.

Die in der Ecklonia cava enthaltenen Phlorotannine unterstützen zunächst einmal den gesunden Blutdruck. Wie geschieht das? Eine mögliche Maßnahme, um einen zu hohen Blutdruck zu senken, ist die Erweiterung der Blutgefäße. Für die Verengung der Blutgefäße ist das sogenannte Angiotensin-konvertierende Enzym (ACE) verantwortlich. Medikamente zur Blutdrucksenkung hemmen dieses Enzym; man nennt sie daher auch ‚ACE-Hemmer'. Und ähnlich wie diese medikamentösen Blutdrucksenker hemmen auch die Phlorotannine Phloroglucinol, Triphlorethol-A, Eckol, Eckstolonol, Dieckol und Phlorofucofuroeckol aus der Ecklonia cava das Angiotensin-konvertierende Enzym, dessen gefäßverengende Wirkung dadurch aufgehoben wird. Die stärkste ACE-hemmende Aktivität zeigte dabei das Dieckol. Die sekundären Pflanzenstoffe der Ecklonia cava unterdrücken also das ACE und fördern so eine wirksame Vasodilatation. Diese Verbindungen sind viel stärker als die natürlichen blutdrucksenkenden Catechine aus dem grünen Tee. Bestimmte Verbindungen aus der Ecklonia cava haben sogar eine ähnliche physiologische vasodilative Wirkung wie das körpereigene Hormon Bradykinin.

Ein weiterer Mechanismus zur Erweiterung der Gefäße ist die Produktion von Stickstoffmonoxid (NO) durch das Endothel, also die innere Schicht der Blutgefäße. Man weiß heute, dass bestimmte sekundäre Pflanzenstoffe (z.B. Kakaoflavanole) die Produktion von NO anregen und dadurch die Gefäßelastizität verbessern. Auch die sekundären Pflanzenstoffe aus der Ecklonia cava – v.a. Dieckol – fördern die NO-Produktion, indem sie beschädigte Endothelzellen verjüngen (Wijesinghe). Zudem wirken die sekundären Pflanzenstoffe der Ecklonia cava auch sehr effektiv gegen verschiedene reaktive Sauerstoffspezies, von denen bekannt ist, dass sie Endothelzellen angreifen und eine endotheliale Dysfunktion verursachen. Diese Ecklonia-cava-Verbindungen zeigten eine starke Reduktionskraft und Radikalfängeraktivitäten gegenüber DPPH-Radikalen, oxidiertem LDL und Peroxynitrit. Die antioxidative Aktivität der Ecklonia-cava-Phlorotannine ist sogar stärker als die bekannten Antioxidantien wie Catechine (aus Grüntee), Tocopherol (Vitamin E) und die synthetischen Antioxidantien Butylhydroxyanisol und Butylhydroxytoluol.

Neben einem hohen Blutdruck sind auch hohe Cholesterinwerte ein Risikofaktor für Herz-Kreislauf-Erkrankungen. Hier muss man allerdings unterscheiden: Nicht der Cholesterinwert an sich, sondern der Wert des oxidierten LDL-Cholesterins ist das Problem.

Durch die hohe antioxidative Kraft der Ecklonia cava wird die Oxidation des LDL-Cholesterins verringert und so das Risiko für die Entstehung einer Gefäßverkalkung – oder wie man medizinisch sagt, der Atherogenese – vermindert.

STUDIE
ZEIGT VERJÜNGUNGSWIRKUNG AUF GEFÄSSE

Dass es mithilfe des Ecklonia-cava-Extrakts möglich ist, das Gefäßendothel – also die Innenhaut der Blutgefäße – zu regenerieren und die Plastizität der Blutgefäße zu verbessern, wurde in einer klinischen Studie eindrucksvoll belegt: Zwei Gruppen von Probanden wurden über sechs Wochen drei Kapseln mit je 100 mg Ecklonia-cava-Extrakt gegeben und dabei regelmäßig der Blutfluss gemessen; einer Gruppe mit gesunden Arterien und einer Gruppe mit einer mindestens um die Hälfte verengten Koronararterie. Dabei wurden die endothel-unabhängige Dehnbarkeit bzw. Dilatation der Gefäße, die FMD (flow-mediated dilatation) sowie die Nitroglycerin-vermittelte Dilatation (NMD = Nitroglycerin-mediated dilatation) gemessen, die anzeigt, in welchem Maße Endothelzellen in der Lage sind, Stickstoffmonoxid freizusetzen, um die Blutgefäße zu weiten. Personen, deren Endothel beschädigt ist, haben im Vergleich zum Gesunden einen niedrigeren FMD-Wert. Nach der sechswöchigen Behandlung mit Ecklonia-cava-Extrakt zeigten die klinischen Daten, dass der FMD-Wert bei den Personen mit der koronaren Herzkrankheit signifikant erhöht wurde! Dies deutet auf eine bemerkenswerte Aktivität in Bezug auf die Wiederherstellung von Endothelzellen hin. Auch beim NMD-Wert, der den Grad der Gefäßelastizität misst, konnte eine bemerkenswerte Verbesserung in der Gruppe mit den koronaren Herzkrankheiten festgestellt werden. Dies belegt eindrucksvoll die Fähigkeit des Ecklonia-cava-Extrakts, die Wiederherstellung der Gefäßgesundheit durch eine Umkehrung der atherosklerotischen Entwicklung zu unterstützen. Zudem zeigte die Studie eine für die Herz-Kreislauf-Gesundheit wichtige Verringerung des LDL-Cholesterins sowie der Triglyceridwerte bei gleichzeitiger Erhöhung des HDL-Cholesterins.

Auch die Viskosität des Blutes und damit der Blutfluss werden durch Ecklonia cava verbessert. Ursache für eine nachlassende Viskosität oder „Verdickung" des Blutes sind chronische entzündliche intravaskuläre Verletzungen – einfach im Zuge des zunehmenden Alters oder auch durch eine Verunreinigung des Blutes. Dadurch kommt es zu einer übermäßigen Koagulation, also einer stärkeren ‚Klebrigkeit' der Blutplättchen (Thrombozyten), die sich zusammenklumpen und die Durchblutung verzögern. Diese Blutgerinnsel werden normalerweise durch ein fibrinolytisches Enzym namens „Plasmin" abgebaut. Allerdings wird Plasmin durch ein Protein namens Anti-Plasmin schnell blockiert. Studien haben gezeigt, dass die sekundären Pflanzenstoffe der Ecklonia cava natürliche potente Inhibitoren des Anti-Plasmins sind und das Plasmin effizient fördern. Dadurch wird die Fähigkeit des Plasmins, die Fibrinolyse durchzuführen, also bestehende Blutgerinnsel aufzulösen, verbessert. Es konnte in einer japanischen Studie sogar gezeigt werden, dass die sekundären Pflanzenstoffe der Ecklonia cava 6,6'-BE und 8,8'-BE in Bezug auf die Hemmung der Blutgerinnung eine Aktivität zeigten, die 40- bis 200-mal größer ist als die von synthetischen Verbindungen wie Flufenaminsäure, einem Medikamentenwirkstoff zur Hemmung der Blutgerinnung (Fukuyama 1989, 1990).

Die weiter oben beschriebene Zellschutzwirkung wurde auch speziell für die Herzzellen untersucht, und zwar in Bezug auf die myokardiale Ischämie. Das ist ein Zustand, bei dem das Herz zu wenig Sauerstoff bekommt, was ein hohes Risiko birgt, dass das Herz nicht mehr richtig arbeitet. In der Medizin nennt man das dann ‚myokardiale Dysfunktion'. Diese Art von Herzerkrankungen ist sehr häufig und zählt zu den häufigsten Ursachen für Tod, Krankheit oder Arbeitsunfähigkeit in der westlichen Welt. Die Hauptursache für die mangelnde Sauerstoffversorgung des Herzens ist eine Atherosklerose der Koronararterien, also den Blutgefäßen, die das Herz versorgen. Die myokardiale Ischämie kann zu einer Angina pectoris oder im schlimmsten Fall zu einem Herzinfarkt oder gar zum Sekundenherztod führen. Zu den Risikofaktoren zählen Fettstoffwechselstörungen, Bluthochdruck, Rauchen, genetische Prädisposition, Lebensalter, Übergewicht und Diabetes mellitus.

Die Therapie einer solchen Minderdurchblutung des Herzens besteht natürlich darin, die Blutversorgung des Herzens wieder zu verbessern, entweder medikamentös oder mechanisch (z.B. mit einem Stent). Dieser auch Reperfusion genannte Prozess birgt allerdings auch Risiken: Die Wiederdurchblutung führt seltsamerweise zu Entzündungsreaktionen, die das Gewebe schädigen. Dieser Reperfusionsschaden wird durch Sauerstoffradikale ausgelöst, die dann eine Entzündungskaskade auslösen. Und genau hier setzt der Ecklonia-cava-Pflanzenstoff Dieckol an: Er hat aufgrund seiner starken antioxidativen Eigenschaften eine hemmende Wirkung auf die durch oxidativen Stress verursachten ischämischen Myokard-Schädigungen. Es unterdrückt die intrazelluläre Zunahme von freien Sauerstoffradikalen und unterstützt so das Überleben und die Reparatur geschädigter Herzzellen (Lee 2013, Ruehl 2002).

Cholesterinspiegel

Ein weiterer wichtiger Aspekt der Gefäß- und damit auch der Herz-Kreislauf-Gesundheit sind die Cholesterinwerte. Ein hoher Cholesterin-

spiegel (Hypercholesterinämie) ist eine Fettstoffwech-
selstörung, die eine Gefäßverkalkung begünstigen und
so langfristig zu Herz-Kreislauf-Erkrankungen wie einem Herzinfarkt führen kann. Auch wenn es viele
Zweifel gibt, ob es zwingend notwendig ist, den Cholesterinspiegel zu senken, so muss festgestellt werden,
dass in Ländern, in denen der mittlere Gesamtchole-
sterin-Wert im Plasma hoch liegt, die Herzinfarkt-Ra-
te höher ist (z.B. in Finnland), während in Ländern
mit niedrigen Gesamtcholesterinspiegeln wie in Japan
auffällig wenig Herzinfarkte auftreten – obwohl dort
sehr viele Männer rauchen. Zumindest zeigen mehrere
Studien, dass das Risiko, an einem Herzinfarkt zu erkranken, steigt, je höher der Cholesterinspiegel ist (Ca-
stell 1986, Martin 1986). Daher wird in wissenschaftlichen Publikationen heute kaum mehr bezweifelt,
dass ein hoher Cholesterinspiegel – vor allem hohe
LDL-Cholesterinwerte – an der Entstehung koronarer
Herzkrankheiten beteiligt sind.

Das was gemeinhin als ‚Cholesterin‘ bezeichnet wird,
setzt sich aus verschiedenen Komponenten zusammen.
Wichtig sind die Lipoproteine LDL und HDL, weil sie
den Cholesterinhaushalt im Gleichgewicht halten. So
transportiert das LDL (low density lipoprotein) das
Cholesterin von der Leber über das Blut zu den übri-
gen Körperzellen. Gibt es davon zu viel, lagert sich das
Cholesterin in den Blutgefäßen ab und führt so zur
Arteriosklerose (Plaques). Das Lipoprotein HDL (high
density lipoprotein) wirkt dem entgegen, indem es das
überschüssige Cholesterin zurück zur Leber transpor-

tiert. Man bezeichnet daher auch das LDL oft als
,schlechtes' und HDL als ,gutes' Cholesterin. Ein
wichtiger Wert der Blutfettwerte sind zudem die Triglyceride. Sie bilden den größten Anteil der Nahrungs-
fette, das heißt, sie gelangen über die Nahrung in den
Blutkreislauf. Bei der Kontrolle der Blutfettwerte
kommt es also darauf an, dass LDL und Triglyceride
nicht zu hoch und das HDL nicht zu niedrig sind.

Mehrere Untersuchungen haben gezeigt, dass Ecklonia cava sich auch bei diesem Aspekt der Gefäßgesundheit positiv auswirkt. So wurde in einer koreanischen Studie (Hing 2006) den Probanden dreimal
pro Tag eine Ration Ecklonia-cava-Extrakt (jeweils
100 mg) gegeben. Die positiven Auswirkungen auf
die Cholesterinwerte können in Tabelle 1 abgelesen
werden: Verringerung des LDL, Erhöhung des HDL
und Reduktion der Triglyceridwerte.

	Vorher	Nach 6 Wochen Einnahme Ecklonia cava	Differenz	Prozentuale Veränderung
Total Cholesterin (mg/dL)	228.3 ± 6.95	224.0 ± 6.08	-4,3	-1,9%
LDL-Cholesterin (mg/dL)	141.1 ± 6.24	135.2 ± 5.64	-5.9	-4.2%
HDL-Cholesterin (mg/dL)	46.5 ± 1.83	50.7 ± 2.04	+4.2	+9.0%
Triglyceride (mg/dL)	215.1 ± 23.5	195.4 ± 25.3	-19.7	-9.2%

*Tabelle 1: Wirkung von Ecklonia cava auf die Cholesterinwerte bei
300 mg/Tag*

Die Studie wurde noch einmal mit der doppelten Ecklonia-cava-Dosis wiederholt. Die Probanden nahmen hier sechs Kapseln mit jeweils 100 mg Eckloniacava-Extrakt täglich (3 Kapseln 2 Stunden vor dem Mittagessen, 3 Kapseln 2 Stunden nach dem Abendessen), diesmal über einen Zeitraum von acht Wochen, ein. Wie Tabelle 2 zeigt, haben sich die Cholesterinwerte nach der Untersuchung noch einmal deutlich verbessert.

	Vorher	Nach 8 Wochen Einnahme Ecklonia cava	Differenz	Prozentuale Veränderung
Total Cholesterin (mg/dL)	258.26 ± 28.11	233.43 ± 32.08	-24.83	-10%
LDL-Cholesterin (mg/dL)	171.13 ± 28.02	141.78 ± 34.43	-29.35	-17%
HDL-Cholesterin (mg/dL)	48.52 ± 12.77	50.09 ± 13.16	+1.57	+3%
Triglyceride (mg/dL)	197.74 ± 32.04	179.2 ± 12.69	-18.54	-9%

Tabelle 2: Wirkung von Ecklonia cava auf die Cholesterinwerte bei 600 mg/Tag

Die positive Wirkung auf den Cholesterinspiegel durch die Gabe von Ecklonia-cava-Extrakt konnte später durch weitere Studien an Patienten mit Hypercholesterinämie bestätigt werden. Wichtig war den Forschern auch zu betonen, dass die Gabe von Ecklonia cava keinerlei Nebenwirkungen verursachte (Lee 2012).

Gehirn und Psyche

D ie neuronalen Zellen im menschlichen Gehirn sind ständigen Angriffen durch schädliche Substanzen wie freie Radikale und defek-
te Amyloidproteine (Eiweißablagerungen) ausgesetzt.
Mehrere Eigenschaften des Ecklonia-cava-Extrakts
begründen dessen leistungsstarke Neuro-Schutzwir-
kung:

» *Die sekundären Pflanzenstoffe der Ecklonia cava
sind sowohl starke Antioxidantien als auch
entzündungshemmende Mittel, die freie Radikale
abfangen und übermäßige Entzündungsreaktionen
unterdrücken können.*

» *In gealterten und hochbeanspruchten Gehirnen
treten oft sogenannte Ischämien auf. Das sind
plötzliche Minderdurchblutungen des Gehirns,
welches dadurch einer Minderversorgung mit
Sauerstoff und Glukose ausgesetzt ist. Neueste
Studien zeigen, dass bestimmte sekundäre
Pflanzenstoffe aus der Ecklonia cava neuronale
Zellen vor Entzündungsreaktionen schützen, die
durch eine solche Ischämie entstehen (Uhm 2003).*

Verbesserung der Gedächtnis-Leistung

Auch die Verbesserung des Kurzzeitgedächtnisses bei Säugetieren und die damit verbundene Gesamtspeicherfunktion konnte durch den Einsatz von Ecklonia cava verbessert werden. So wurden in den Laboratorien des National Instituts of Aging (NIA) Studien mit Ratten in einem Wasser-Labyrinth (der sogenannte ,Morris water-maze-test') durchgeführt. Hier zeigte sich, dass die Gabe von Ecklonia cava zu deutlichen Verbesserungen der Wasser-Labyrinth-Leistung der Tiere im Vergleich zu den Kontrolltieren geführt hat. Dieses ,Morris-Wasserlabyrinth' (Morris water maze) ist eigentlich kein Labyrinth, sondern ein rundes Becken, das mit trübem Wasser gefüllt ist. Am Rand befinden sich Markierungen, an denen die Tiere sich orientieren sollen. Im Experiment selbst werden die Tiere dann über mehrere Tage hinweg trainiert, eine Plattform zu finden, die sich unter der Wasseroberfläche befindet. Je besser sie sich deren räumliche Position merken können, desto größer ist der Lernerfolg. In Abbildung 2 sieht man, dass die Mäuse nach 5-tägiger Gabe von Ecklonia-cava-Extrakt die Plattform deutlich schneller finden konnten, der Lernerfolg also erheblich größer war als bei den Mäusen, die kein Ecklonia cava erhalten haben (Lee 2004, Myung 2005).

„Morris-Wasserlabyrinth-Test" nach 5 Tagen Lernen

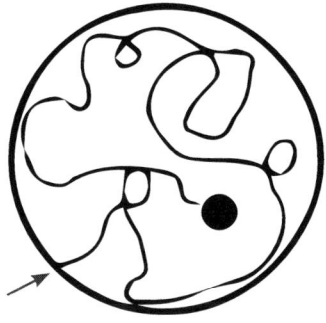 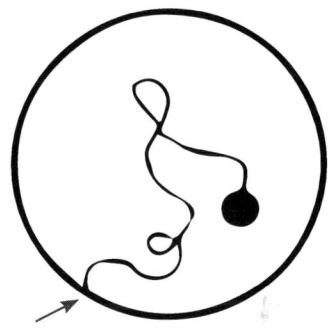

ohne Behandlung   mit Ecklonia-cava-Gabe

Abbildung 2

Auch beim Menschen konnten schon positive Effekte durch die Gabe von Ecklonia cava festgestellt werden. So wurde 17 leichten bis moderaten Demenzkranken über einen Zeitraum von acht Wochen Ecklonia-cava-Extrakt verabreicht. Deren kognitive Fähigkeiten wurden vor und nach der Behandlung mithilfe der MMSE (Mini Mental State Examination) gemessen. Bei diesem Test werden dem Probanden verschiedene Fragen und Aufgaben gestellt. Seit seiner Einführung in den klinischen Alltag hat sich die MMSE als zuverlässiges Hilfsmittel zur Erstbeurteilung eines Patienten sowie zur Verlaufskontrolle erwiesen. Daher ist es mittlerweile der meistverwendete Test zur Diagnose von Demenz und Alzheimer. Das Ergebnis dieser Studie war, dass bei 80 Prozent der Patienten eine wesentliche Verbesserung der kognitiven Funktion festgestellt werden konnte! Die Forscher konstatierten, dass Ecklonia cava die Demenz-Symptome in diesen Fällen entweder deutlich verbessert oder zumindest gestoppt hat (Lee).

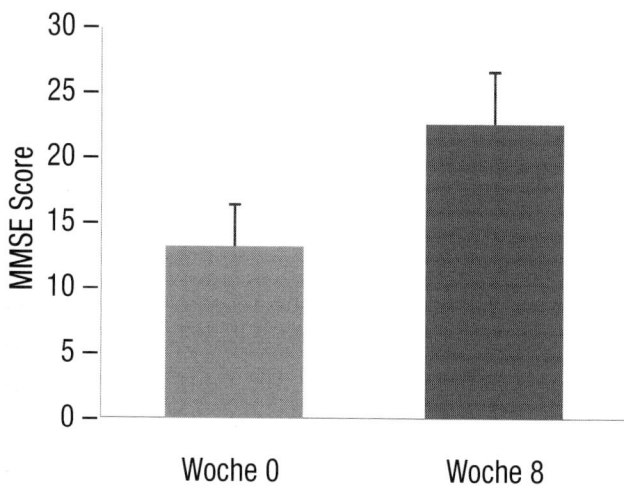

Positive Wirkung auf den Acetylcholinspiegel

Warum hat Ecklonia cava diese positive Wirkung auf die Gedächtnisleistung? Welcher Wirkmechanismus steckt dahinter? Ein entscheidender Faktor ist die Fähigkeit der sekundären Pflanzenstoffe der Ecklonia cava, also der Phlorotannine, die Blut-Hirn-Schranke (hämatoenzephalische Schranke) zu überwinden. Dort können sie dann unterschiedliche positive Wirkungen entfalten. Eine dieser Wirkungen ist der Einfluss auf den Acetylcholinspiegel. Acetylcholin ist ein chemischer Neurotransmitter, der Signale zwischen den Nervenzellen sendet. Je mehr Acetylcholin gebildet werden kann, desto besser funktioniert die Informationsübertragung und damit auch das Gedächtnis und die Konzentrationsfähigkeit. Für ein leistungsfähiges Gehirn ist es also wichtig, dass der Acetylcholinspiegel stabil bleibt und nicht zu stark abfällt. Und jetzt kommt das Entscheidende: Die Phlorotannine aus der Ecklonia cava können im Gehirn die Konzentration von Acetylcholin erhöhen! So hat man Mäusen, deren kognitive Fähigkeiten vorher durch Alkoholzufuhr beeinträchtigt wurde, sieben Tage lang Ecklonia-cava-Extrakt verabreicht. Ergebnis: Die Tiere zeigten eine wesentliche Erhöhung des Acetylcholins in drei Hirnregionen, die für die Gedächtnisleistung zuständig sind – im Gegensatz zu den Tieren, die kein Ecklonia cava erhalten hatten. Vor allem im frontalen Kortex, also der Hirnregion, die für das Langzeitgedächtnis und das assoziative Denken entscheidend ist, waren die Ergebnisse phänomenal: Hier wurde eine Erhöhung des Acetylcholinspiegels um beachtliche 140 Prozent gemessen (Myung 2005).

Ein Grund für das Absinken des Acetylcholinspiegels ist die Spaltung und damit der Abbau des Acetylcholins durch ein Enzym namens Acetylcholinesterase. Da gerade bei Alzheimer-Kranken ein deutliches Absinken des Acetylcholin-Spiegels festgestellt wird,

setzt die Forschung daran an, diese Acetylcholinesterase zu hemmen, sodass weniger Acetylcholin abgebaut wird. So wird zum Beispiel der Naturstoff Huperzin A aus Bärlappgewächsen an Alzheimerkranken
erprobt. Er hemmt reversibel die Acetylcholinesterase, was dazu führt, dass ein gewisser Acetylcholinspiegel aufrechterhalten und der Degenerationspro-
zess von Nervenzellen verlangsamt werden kann. Außerdem schützt Huperzin A die Nervenzelle vor frei-
en Radikalen. Das Bemerkenswerte ist, dass im Tierversuch an Affen gezeigt werden konnte, dass Ecklonia-cava-Extrakt nicht nur den Acetylcholinspiegel
erhöht, wie wir eben erfahren haben, sondern ähnlich wie Huperzin A auch die Acetylcholinesterase
hemmt und die Nervenzellen vor oxidativen Schäden
schützt. Besonders der Ecklonia-cava-Pflanzenstoff
Phlorofucofuroeckol-A hat eine stark hemmende
Wirkung auf die Acetylcholinesterase (Choi 2005).
Zudem berichtet das in Seoul und Hongkong ansäs-
sige Mirae Medical Institute von einer Studie, bei der
300 an leichtem bis mäßigem Morbus Alzheimer lei-
denden Patienten Ecklonia-cava-Extrakt verabreicht
wurde. Das Ergebnis: Fast 60 Prozent der diagnosti-
zierten Alzheimer-Patienten waren nach drei Monaten in der Lage, das selbstständige Leben wieder aufzunehmen (Tsukada 2004). Da Acetylcholin als
Transmitter an der neuromuskulären Endplatte auch
die willkürliche Kontraktion der Skelettmuskulatur
steuert, könnte Ecklonia cava auch ein interessanter
Forschungsgegenstand in Bezug auf die amytrophe
Lateralsklerose (ALS) sein. Bei dieser neurodegenera-

tiven Erkrankung sind nämlich genau diese Verbindungen zwischen Nerven und Muskeln gestört.

Hemmung der Bildung von Amyloid-Hirn-Plaques

Weiterhin konnte in Tierversuchen bereits gezeigt werden, dass Ecklonia-cava-Extrakt die Bildung von Amyloid-Hirn-Plaques hemmt. Diese Eiweißablagerungen im Gehirn sind kennzeichnend für die Alzheimer-Erkrankung und offenbar mit dem langsam fortschreitenden Untergang von Nervenzellen und Nervenzellkontakten assoziiert. Sie gelten nicht nur als Hauptauslöser der Alzheimer Krankheit und anderer Demenz-Erkrankungen, sondern sind offenbar auch für die Gedächtnisstörungen älterer Menschen verantwortlich. Die Laboratorien des National Institute on Aging (NIA) in Baltimore haben über zwei Jahre die Wirkung von Ecklonia-cava-Extrakt bei der Entfernung von Beta-Amyloid-Plaques bei Ratten mit sehr vielversprechenden Ergebnissen untersucht. Diese Studien haben gezeigt, dass Ecklonia cava neuropathologische Beta-Amyloid Plaques im Gehirn um 40 Prozent verringert kann.

So setzt Ecklonia cava (insbesondere die enthaltenen sekundären Pflanzenstoffe Bieckol und Phlorofucofuroeckol-A) bei der Hemmung der Synthese eines Beta-Amyloid-Vorläuferproteins an, dem sogenannten beta-APP. Dieses große Protein ist eine Hauptquelle des neurotoxischen Peptids beta-Amyloid. Durch die Hemmung der Bildung von beta-APP kann Ecklonia cava die Anwesenheit des löslichen beta-Amyloidproteins, das potenziell im Gehirn als Amyloid-Plaques abgeschieden wird, verringern und damit den möglichen neuronalen Zelltod verhindern (Choi 2005). Es konnte sogar gezeigt werden, dass Ecklonia-cava-Extrakt eine ähnliche beta-APP-herabregulierende Wirkung hat wie Phenserin (Axonyx), ein Acetylcholinesterase-Inhibitor-Arzneimittel gegen Alzheimer und Parkinson.

Die mögliche Erklärung für die Hemmung der Bildung von Amyloid-Plaques wurde in einer koreanischen Studie entdeckt: die Regulierung der Enzyme Gamma-Sekretase und Alpha-Sekretase durch Ecklonia cava. Denn durch die Inhibierung dieser beiden Enzyme wird die Bildung der für Alzheimer verantwortlichen schädlichen Eiweißablagerungen im Gehirn verhindert. Die Forscher bezeichnen Ecklonia cava vor diesem Hintergrund als ein neues vielversprechendes Naturprodukt für die Alzheimerbehandlung, auch wenn noch weitere Studien notwendig sein werden (Kang 2013).

Schutz vor oxidativem Stress im Gehirn

D a für viele neurodegenerative Erkrankungen die Beteiligung von oxidativem Stress nachgewiesen werden konnte, erscheint es schlüssig, durch die Erhöhung der antioxidativen Kapazität mithilfe von antioxidativen Substanzen die prooxidativen Bedingungen im Hirngewebe zu verbessern. Mit anderen Worten: Eine Unterstützung der antioxidativen Schutzsysteme im Gehirn ist gerade bei neurodegenerativen Prozessen sehr zu empfehlen. Allerdings ist die Blut-Hirn-Schranke bei chronisch degenerativen Erkrankungen weitgehend intakt. Daher müssten die entsprechenden Antioxidantien diese Schranke überwinden, um im Gehirn wirken zu können. Wie wir bereits wissen, überwindet Ecklonia cava die Blut-Hirn-Schranke und kann so gegen die bei neurodegenerativen Prozessen übermäßig auftretenden freien Radikalen vorgehen. Doch wie funktioniert das genau?

Dazu müssen wir etwas weiter ausholen und uns das Verteidigungssystem des Gehirns genauer anschauen. Das gehirneigene ‚Immunsystem', bilden die sogenannten Mikrogliazellen. Diese besitzen feine ‚Tentakeln', mit denen sie das Hirngewebe permanent scannen. Wenn ein Schaden des Hirngewebes auftritt, zum Beispiel eine Verletzung oder eine Infektion, bewegen sich die Mikrogliazellen sofort zum Ort des Geschehens und bekämpfen dort mit anderen Immunzellen Eindringlinge wie zum Beispiel Bakterien. Aber nicht nur bei neurologischen Erkrankungen des Zentralnervensystems, auch bei ganz gewöhnlichen Denkvorgängen, wie sie zum Lernen und Umdenken nötig sind, helfen Mikrogliazellen, weil sie Synapsen auflösen können.

Das klingt zunächst einmal sehr gut: Ein Schaden tritt auf, die Mikrogliazellen wandern dorthin und spielen Feuerwehr. Allerdings ist die Art des Eingreifens nicht ganz ohne Probleme. Denn zur Bekämpfung der Erreger setzen Mikrogliazellen große Mengen toxischer freier Radikaler frei (das nennt man ‚oxidativen Burst‘), die dann wiederum das Gehirn schädigen können. Die Konzentration freier Radikaler kann so dramatisch ansteigen, dass es zu einer sekundären Entzündung kommt – also paradoxerweise dadurch, dass körpereigene Zellen eine primäre Entzündung bekämpfen. In diesem Fall werden die zelleigenen antioxidativen Schutzsysteme massiv überfordert. Das heißt: Die übermäßige Mikroglia-Aktivierung und die damit verbundene anschließende Neuroinflammation führen zum neuronalen Zelltod. Dieser Prozess ist kennzeichnend in der Pathogenese und Progression mehrerer neurodegenerativer Erkrankungen.

Die Fähigkeit zur Regulierung der Mikroglia-Aktivierung gilt als wirksame therapeutische Strategie bei neurodegenerativen Erkrankungen. Und hier setzt

Ecklonia cava an: In einer koreanischen Studie konnte gezeigt werden, dass Ecklonia cava mithilfe ihrer antioxidativen Kapazität den zellschädigenden ‚oxidative burst‘ von Mikrogliazellen einschränken und damit die sekundäre Schädigung von Nervenzellen reduzieren kann. Verantwortlich für diese Hemmung der Mikroglia-Aktivierung ist der enthaltene sekundäre Pflanzenstoff Dieckol. Der molekulare Mechanismus geht dahin, dass bestimmte Gene exprimiert werden, welche die Produktion von freien Radikalen durch die Mikrogliazellen deutlich abschwächen. In der Folge sterben weniger neuronale Zellen ab (Cui 2015).

Auch ein weiterer sekundärer Pflanzenstoff aus der Ecklonia cava, das Phloroglucinol, ist in der Lage, die Belastung der Gehirnzellen durch freie Radikale zu mindern. So konnte zumindest in koreanischen Tierversuchsstudien gezeigt werden, dass Phloroglucinol die Zunahme reaktiver Sauerstoffspezies dämpft. Zusätzlich wurde beobachtet, dass Phloroglucinol der Verminderung der Dichte der dendritischen Dornen entgegenwirkt. Diese Dornen sind feine Vorwölbungen der Oberfläche einer Nervenzelle, deren Form, Größe und biochemische Besonderheiten die Signalübertragung an den Synapsen – der Übergänge zwischen den Nervenzellen – beeinflussen. Man nimmt an, dass es einen Zusammenhang zwischen der Dichte der dendritischen Dornen und der Gedächtnisleistung gibt. Eine Theorie besagt, dass die Erhöhung der Dichte dieser Dornen für den

Informationsspeicher der Gehirnzellen wichtiger ist als die Bildung neuer Dornen. Wie auch immer – die entsprechende koreanische Studie konnte zeigen, dass sich durch die Gabe von Phloroglucinol die kognitiven Fähigkeiten der Versuchstiere verbesserten (Yang 2015).

Schutz der Gehirnzellen bei Minderdurchblutung

Weiter oben hatten wir gesehen, dass Ecklonia cava bei einer Minderdurchblutung (Ischämie) des Herzens eine Schutzwirkung auf die Herzzellen ausübt. Eine ähnlich positive Wirkung konnte auch für die Gehirnzellen beobachtet werden. Die Folge einer Ischämie des Gehirns kann ein Schlaganfall sein (Uhm 2003, Ruehl 2002). Für dieses neurodegenerative Ereignis werden aus Korea und Japan positive therapeutische Effekte der Phlorotannine aus der Ecklonia cava gemeldet. So gingen die Infarktgröße und das Ausmaß eines Hirnödems nach Verabreichung von Ecklonia cava deutlich zurück. Die Wirkungsmechanismen der Algen-Komponenten blieben allerdings lange unklar. Eine koreanische Studie mit Ratten, deren Gehirn künstlich minderdurchblutet wurde, konnte mittlerweile jedoch aufzeigen, dass die neuronale Apoptose, also das Absterben von Nervenzellen, durch Ecklonia cava blockiert werden konnte. Zudem zeigten neuropsychologische Tests an den Tieren, dass auch eine Verringerung der neurologischen Motorleistung durch die Ecklonia-cava-Gabe verhindert werden konnte. Die Forscher kamen zu dem Schluss, dass die Lebensfähigkeit der Hirnzellen bei einer Minderdurchblutung, wie bei einem Schlaganfall, durch Ecklonia cava aufgrund von deren antioxidativer Kapazität und Reduzierung neurotoxischer Prozesse (also für die Nervenzellen giftige Effekte) verbessert werden kann (Kim J. H. 2012).

Auswirkung auf die Psyche

Vor dem Hintergrund dieser vielen positiven Effekte der Ecklonia cava auf die Gehirnzellen wurde der Prototyp eines nicht-koffeinhaltigen ‚Energy-Drinks‘ auf Ecklonia-cava-Basis entwickelt, mit dem eine Reihe von randomisierten, Placebo-kontrollierten klinischen Studien durchgeführt wurden, um dessen Auswirkungen auf die mentale Energie und Denkschärfe zu testen. Dazu wurde an 50 Probanden eine EEG (Elektroenzephalografie) durchgeführt. Das ist eine Untersuchungsmethode, bei der die elektrische Aktivität der Hirnrinde über Elektroden gemessen wird.

Die Ergebnisse zeigten eine bemerkenswerte Steigerung der Alpha- und Alpha-Beta-Hirnwellen zwischen sechs und 17 Prozent mit positiven Auswirkungen auf die mentale Schärfe. Zudem wurde eine Verbesserung der halsarteriellen (kranialen) Blutströmung um 7,5 bis neun Prozent festgestellt. Darüber hinaus hat man an professionellen Lkw-Fahrern und Studenten gemessen, ob das Ecklonia-cava-basierte Energiegetränk deren Schläfrigkeit reduzieren kann. Die Ergebnisse: Am Tag nach Einnahme des Energydrinks kam es bei den Fahrern zu einer Reduktion der Gesamtschläfrigkeit um 29 Prozent (im Vergleich zum Placebo) und sogar zu einer deutlichen Reduzierung der Schläfrigkeit um 48 Prozent während der Fahrt. Bei den Studenten konnte eine elfprozentige Verminderung der Schläfrigkeit bei ihrer Lerntätigkeit festgestellt werden (im Vergleich zum Placebo).

Die Erhöhung der Alpha-Gehirnwellen durch Ecklonia cava hat noch einen weiteren positiven Effekt – nämlich einen günstigen Einfluss auf die Psyche. Durch Erhöhung der Alpha-Gehirnwellen wird nämlich – ähnlich wie durch die Aminosäure L-Theanin – ein Gefühl der Ruhe und der Ausgeglichenheit erzeugt. Zudem konnten im Tierversuch durch die Gabe von Ecklonia cava signifikante Zunahmen der Serotonin- und GABA-Werte beobachtet werden. Das ,Glückshormon' Serotonin und der Neurotransmitter Gamma-Aminobuttersäure (GABA) hängen eng miteinander zusammen, denn Serotonin stimuliert die

Bildung von GABA. Bei Serotoninmangel ist auch die Wirksamkeit von GABA eingeschränkt. Ein Mangel an GABA ist unter anderem verbunden mit Heißhunger, Hyperventilation, Gedächtniseinbußen, Impulsivität, Ungeduld und Ängsten. Besonders die angstlösende Wirkung von GABA wird klinisch genutzt.

Knochen, Knorpel und Gelenke

Eine der häufigsten Erkrankungen der Gelenke ist die Arthritis. Dabei handelt es sich um eine entzündliche, schubweise verlaufende Gelenkerkrankung, die zum Formenkreis der rheumatischen Beschwerden gehört und sich zum Beispiel aus einer Arthrose entwickeln kann. Beides gilt gemeinhin als unheilbar, wird aber oft mit Schmerzmitteln behandelt, wie zum Beispiel den sogenannten COX-Inhibitoren wie Celecoxib oder ASS (z.B. Aspirin). Von dem Enzym COX (= Cyclooxygenase) gibt es zwei Arten, COX-1 und COX-2. Letzteres ist für die Entstehung von Gewebshormonen, sogenannten Prostaglandinen, verantwortlich, die Entzündungen und damit Schmerzen und Schwellungen auslösen können, die typisch sind für Arthritis, Fibromyalgie und mit dem Chronic-Fatigue-Syndrom assoziierten Schmerzen.

Und jetzt kommt das Spannende: Der natürliche Ecklonia-cava-Extrakt hat eine ähnliche schmerzlindernde Wirkung wie medikamentöse COX-2-Hemmer! Klinische Studien zeigen, dass die Auswirkungen von Ecklonia cava auf die Neuralgie bei osteoarthritischen Patienten vergleichbar sind mit den COX-2-Inhibitoren (die als Positivkontrolle verglichen wurden). So konnte zum Beispiel bei Fibromyalgie-Patienten eine 30-prozentige Schmerzreduktion durch die Gabe von Ecklonia cava festgestellt werden (s.u.). Auch bei Patienten mit osteoarthritischen Knie-Beschwerden konnte eine Verbesserung festgestellt werden, wie Abb. 4 zeigt. Gemessen wurde dies mithilfe des sogenannten ISK-Wertes, der einen Index für die Schwere der Schmerzen im Kniegelenk darstellt. Ein ähnliches Ergebnis zeigte die Messung mithilfe der VAS (Visuelle Analogskala), einer Skala zur Messung des subjektiven Schmerzempfindens (Abb. 3).

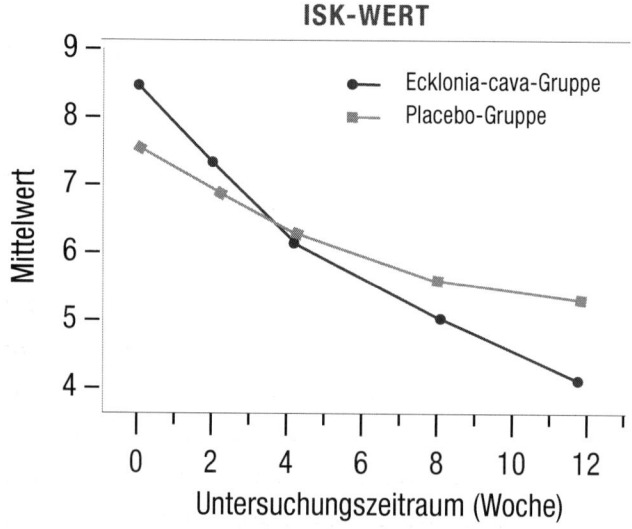

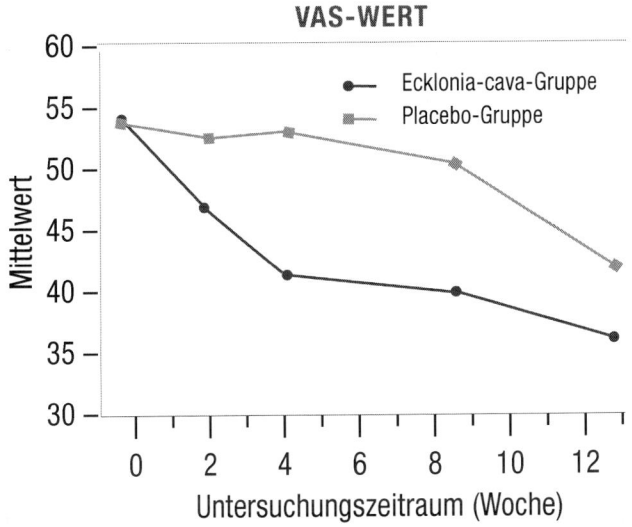

VAS-WERT

- Ecklonia-cava-Gruppe
- Placebo-Gruppe

Abbildung 3

Ein entzündungsförderndes Gewebshormon ist das Prostaglandin E2 (PGE2). Es ist nicht nur an der Gewebsschwellung und Rötung beteiligt, sondern verstärkt auch den Schmerz, der durch andere Entzündungsstoffe wie Bradykinin oder Histamin erzeugt wird, indem es die Sensibilität der Nervenendungen erhöht. Bei Entzündungen kann die Konzentration von PGE2 in den Zellen auf mehr als das Hundertfache steigen. Eine Schmerztherapie kann deshalb darin bestehen, die Bildung von PGE2 zu hemmen. Dies geschieht meist mithilfe von Medikamenten wie Aspirin® oder Celecoxib®. Studien zeigen, dass Ecklonia-cava-Extrakt eine ähnlich starke Hemmung des schmerzfördernden PGE2 bewirkt wie die beiden genannten Medikamente (Shin 2006).

Neben der weiter oben genannten COX-2 sind auch die Lipoxygenasen (LOX) Enzyme, die für die Entstehung von Entzündungen (aber auch Allergien und einiger Krebsarten) verantwortlich gemacht werden. Sie sind nämlich beteiligt an der Oxidation der entzündungsfördernden Arachidonsäure und damit mitverantwortlich für die Produktion von biologisch aktiven Verbindungen wie Leukotrienen und 5-Hydroxyeicosatetraensäure. Da diese Stoffe an entzündlichen und allergischen Reaktionen beteiligt sind, ist es ein pharmazeutisches Ziel, bei der Behandlung entzündlicher Erkrankungen die LOX-Enzyme zu hemmen. Untersuchungen haben gezeigt, dass der sekundäre Pflanzenstoff 8,8 Bieckol aus der Ecklonia cava ein hervorragender Inhibitor von LOX ist und im Vergleich zu anderen bekannten sekundären Pflanzenstoffen wie Resveratrol (aus roten Trauben) und EGCG (aus grünem Tee) sehr gut abschneidet (s. Abb. 4).

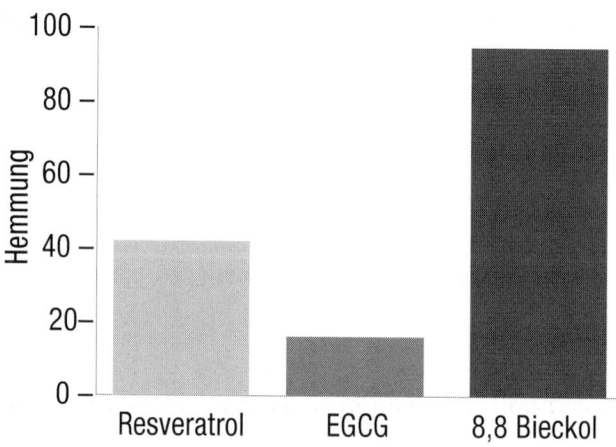

Abbildung 4: Hemmung von LOX

Bei der Osteoarthritis geht im Alter das homöostatische Gleichgewicht zwischen Degeneration und Reparaturmechanismus im Knorpelgewebe verloren. Es werden mehr entzündliche Stoffe wie reaktive Sauerstoffspezies (freie Radikale), Zytokine und Prostaglandine produziert. Durch ihr hohes antioxidatives Potenzial können die Phlorotannine aus der Ecklonia cava diese Entwicklung hemmen (Kang 2004). Dass Ecklonia cava den Knorpelabbau hemmen und damit die Gelenke schützen kann, wurde in einer Studie gezeigt, in der Kaninchenknorpel mit menschlichem entzündungsfördernden Interleukin 1a behandelt wurde, um einen Knorpelabbau zu provozieren. Die Gabe von Ecklonia-cava-Extrakt konnte den Abbau des Knorpelgewebes signifikant stören – ähnlich wie das Schmerzmittel Diclofenac® (Kang o.J., Shibata 2002).

Zusammenfassend kann man also feststellen, dass Ecklonia cava die Steifheit und Schmerzen in Gelenken und Knorpeln mindert, indem sie:

» *die Bildung der COX-2- und LOX-Enzyme ohne Nebenwirkungen reduziert,*

» *den NF-kB Weg hemmt*

» *und das MMP-9-Enzym hemmt, welches das Kollagen als Hauptbestandteil des Knorpels angreift.*

(Lee o.J.)

Schmerz / Fibromyalgie

Die schmerzlindernde Wirkung von Ecklonia cava konnte in einer randomisierten, doppelblinden, Placebo-kontrollierten Studie mit über 40 Patienten mit Neuropathie gezeigt werden. Danach konnten durch die Gabe von Ecklonia cava die Nervenschmerzen in nur vier Wochen bei 80 Prozent der Patienten um 40 Prozent reduziert werden (Kim 2014). Diese positive Wirkung der Ecklonia cava wirkt sich auch bei Fibromyalgie-Patienten vielversprechend aus. Die Fibromyalgie ist eine chronische Erkrankung aus dem Kreis der rheumatischen Erkrankungen, die sich vor allem in allgemeinen Muskel- und Bindegewebsschmerzen äußert, die insbesondere durch Druckschmerz an bestimmten Schmerzpunkten ('Tender Points') auftreten. Die Patienten leiden zudem an einer Reihe von weiteren körperlichen und psychischen Beschwerden. Neben den genannten Schmerzen gehören dazu zum Beispiel Ermüdung, Schlafstörungen und ein allgemeines Unwohlsein.

In einer Pilotstudie mit 36 Fibromyalgie-Patienten, denen über einen Zeitraum von acht Wochen Ecklonia-cava-Extrakt gegeben wurde, berichteten 71 Prozent über einen Anstieg der Energie, 56 Prozent über den Anstieg der Schlafmenge, 80 von einer Verbesserung der Schlafqualität, 30 Prozent verspürten weniger Schmerzen und 39 Prozent stellten eine Verbesserung des Allgemeinzustandes fest. Die Forscher weisen der Ecklonia cava daher eine Art ‚Multisymptom-Management‘ für Fibromyalgie-Patienten zu. Bei den Wirkmechanismen spielen vermutlich die Steigerung der Produktion des ‚Glückshormons‘ Serotonin und des Wachstumshormons Somatropin eine Rolle.

Blutzuckerspiegel – Diabetes

In den westlichen Industrienationen ist Diabetes mellitus – im Volksmund auch ‚Zuckerkrankheit‘ genannt – die häufigste Stoffwechselerkrankung: Weltweit leiden fast 400 Millionen Menschen an Diabetes. Dem Robert Koch-Institut zufolge stieg die Häufigkeit des Diabetes Typ II in Deutschland bei der erwachsenen Bevölkerung im letzten Jahrzehnt von 5,2 auf 7,2 Prozent. Die AOK Hessen schätzt, dass es in Deutschland sogar rund acht Millionen Typ-2-Diabetiker gibt, weil ein großer Teil der Diabetesfälle (noch) gar nicht erkannt wurde. Hinzu kommen weitere rund 15 Millionen sogenannte Prädiabetiker; das sind Menschen mit einer gestörten Glukosetoleranz oder gestörter Nüchternglukose. Zwar ist die Hälfte der Typ-II-Diabetiker älter als 65 Jahre, mittlerweile erkranken aber auch immer mehr jüngere Menschen an Diabetes.

Gründe dafür sind neben der Alterung der Bevölkerung auch Veränderungen des Lebensstils (kohlenhydratreiche Ernährung, weniger Bewegung). So ist Übergewicht ein wesentlicher Faktor bei der Insulinresistenz. Auch Umweltbedingungen wie die zunehmende Belastung durch Schadstoffe (Gifte, Feinstaub usw.) tragen zu einer Zunahme von Diabetes bei. Diese Faktoren begünstigen subklinische – also nicht wahrnehmbare – Entzündungsprozesse, die wiederum zahlreiche Erkrankungen auslösen können. Hierzu gehört auch Diabetes Typ II.

Wie entsteht Diabetes? Der Mensch benötigt Zucker in Form von komplexen Kohlenhydraten aus Obst, Gemüse und Vollkornprodukten als Energieträger – vor allem für das Gehirn. Nach der Aufnahme werden diese Kohlenhydrate mithilfe von Enzymen im Verdauungstrakt zu Einfachzuckern wie Glukose, Fruktose und Disacchariden gespalten. Sobald die Glukose über den Verdauungstrakt in das Blut gelangt, wird in der Bauchspeicheldrüse das Hormon Insulin freigesetzt. Mithilfe des Insulins wird die Glukose aus dem Blut in die Körperzellen transportiert. Dort wird es entweder verstoffwechselt (in Organen wie Leber, Muskulatur und

Fettgewebe) oder in Form von Glykogen gespeichert (in der Leber oder den Nieren). Zwar gibt die gesunde Bauchspeicheldrüse kontinuierlich minimale Insulinmengen ab, sobald aber etwas gegessen wird, schüttet sie innerhalb von Minuten – je nachdem wie kohlenhydrat- bzw. zuckerreich die Mahlzeit ist – größere Insulinmengen aus. Dies ist notwendig, damit der Blutzucker möglichst schnell auf die verschiedenen Verbrauchsorgane verteilt werden kann. Das Insulin sorgt also dafür, dass der Blutzuckerspiegel auch nach einer Mahlzeit in einem engen Bereich zwischen 60 und 140 Milligramm pro Deziliter Blut (mg/dl) konstant gehalten wird.

Bei einem Diabetes Typ II kommt es zu einer Störung der Insulinfreisetzung in Kombination mit einer Insulinresistenz. Das heißt, zum einen produziert die Bauchspeicheldrüse nicht mehr genug Insulin und zum anderen reagieren die Körperzellen immer schlechter auf Insulin. Diese Insulinresistenz gleicht der Körper zunächst dadurch aus, dass er vermehrt Insulin ins Blut abgibt. Da die Bauchspeicheldrüse dazu irgendwann nicht mehr in der Lage ist, entwickelt sich eine Diabetes – es ist also permanent zu viel Glucose im Blut. Dieser Zustand hat zahlreiche gesundheitliche Folgen. Dazu gehören Schäden an den Blutgefäßen mit dem Risiko des Herzinfarkts oder Schlaganfalls, Netzhautschäden, Nervenschäden und Depressionen, Nierenschäden oder der diabetische Fuß.

Die zahlreichen Untersuchungen mit Ecklonia cava haben gezeigt, dass sie auf unterschiedliche Weise dem Diabetes entgegenwirkt:

Senkung des postprandialen Glucosespiegels

Der postprandiale Glucosespiegel, also der Blutzuckerspiegel nach der Nahrungsaufnahme, kann durch Ecklonia cava deutlich gesenkt werden. Dies belegten bereits mehrere Tierversuchstudien, die zeigen konnten, dass die Gabe von Ecklonia cava eine Rolle bei der Kontrolle der Nahrungsglukoseabsorption im Darm spielt. Zudem trägt sie zur Stimulierung oder Beeinflussung der Produktion und Aktivität von Insulin in der Bauchspeicheldrüse und so zu einer Homöostase (Gleichgewicht) des Blutzuckerhaushaltes im diabetischem Zustand bei (Kim, H.K. 2012).

Den Durchbruch brachte vor Kurzem eine randomisierte, doppelblinde, Placebo-kontrollierte Studie der Konkuk Universität Korea. In der Studie wurden die Effekte einer zwölfwöchigen Einnahme einer Nahrungsergänzung mit einem Dieckol-reichen Ecklonia-cava-Extrakt (AG-dieckol) auf die glykämischen Parameter, Serumbiochemie und Hämatologie in dieser Studie untersucht. Die 80 vordiabetischen männlichen und weiblichen Erwachsenen wurden in zwei Gruppen randomisiert und erhielten 1500 mg Ecklonia-cava-Extrakt pro Tag. Im Vergleich zur Placebogruppe zeigte die Ecklonia-cava-Gruppe eine signifikante Abnahme des postprandialen Glucosespiegels nach zwölf Wochen. Es konnten keine signifikanten Nebenwirkungen durch die Einnahme von Ecklonia cava beobachtet werden. Zusammenfassend zeigen diese Ergebnisse, dass die Ecklonia-cava-Supplementierung den Blutzuckeranstieg nach dem Essen deutlich abmildern kann und zu einer Verringerung der Insulinresistenz erheblich beiträgt (Lee u. Yeon 2015).

Entzündungshemmende Effekte

Die bereits weiter oben beschriebenen entzündungshemmenden Effekte wirken sich wegen der bereits erwähnten zugrundel iegenden subklinischen Entzündungsprozesse auch positiv bei Diabetes aus. Denn übermäßige Fettablagerung in der Bauchspeicheldrüse führt zu einem ‚Einschalten' des sogenannten „NF-kappaB-Entzündungsweges", was mit einem Typ-II-Diabetes und Insulinunempfindlichkeit in Verbindung gebracht wird. (NF-κB ist ein spezifischer Proteinkomplex, der vor allem bei der Regulation der Immunantwort, der Zellproliferation und der Apoptose einer Zelle von großer Bedeutung ist). Die Hemmung dieses Entzündungsweges führt zu einer Normalisierung der Blutzuckerwerte und einer statistisch signifikanten Wiederherstellung der Insulinempfindlichkeit in der Bauchspeicheldrüse. Eine aktuelle Harvard-Studie (Joslin School of Diabetes) an Mäusen konnte belegen, dass Ecklonia cava an diesem Punkt ansetzt. Demnach hemmt Ecklonia cava Fetteinlagerungen in Leber- und Bauchspeicheldrüsenzellen und reduziert dadurch Entzündungsprozesse der Bauchspeicheldrüse.

Antioxidative Wirkung

Die herausragende antioxidative Wirkung von Ecklonia cava hat auch bei Diabetes deutlich positive Effekte. Denn die Zellen der Bauchspeicheldrüse sind sehr empfindlich gegenüber oxidativem Stress, sind also besonders anfällig für Schäden durch freie Sauerstoffradikale – und leider werden auch durch einen hohen Blutzuckerspiegel vermehrt freie Radikale in den Zellen erzeugt. Diesen Umstand bezeichnet man mit ‚Glukotoxizität‘. Eine koreanische Studie an Ratten konnte zeigen, dass der sekundäre Pflanzenstoff 6,6‘-Bieckol aus der Ecklonia cava diese Glukotoxizität hemmt und die Bildung von intrazellulären freien Radikalen vermindert (Park 2015). Eine weitere koreanische Studie zeigte die hemmende Wirkung auf die Glukotoxizität auch für Dieckol, einen weiteren sekundären Pflanzenstoff aus der Ecklonia cava. Dieckol verringerte nicht nur die Erzeugung intrazellulärer reaktiver Sauerstoffspezies, sondern erhöhte darüber hinaus die Aktivität antioxidativer Enzyme, einschließlich Katalase, Superoxid-Dismutase und Glutathion-Peroxidase. Die Forscher konstatierten, dass Dieckol aus der Ecklonia cava nützlich sein könnte als potenzielles pharmazeutisches Mittel, um Patienten gegen die Glukotoxizität durch oxidativen Stress im Zusammenhang mit Diabetes zu schützen (Lee, S.H. 2012). Die positive Wirkung des Dieckol in Bezug auf den oxidativen Stress bei Diabetes Typ II wurde auch in weiteren Studien gezeigt. So konnte z.B. bei übergewichtigen Mäusen, denen 14 Tage lang 10 mg Dieckol injiziert wurden, im Vergleich zur Kontrollgruppe eine Reduzierung des Blutzuckerspiegels, des Seruminsulinspiegels und des Körpergewichts beobachtet werden. Zudem erhöhte Ecklonia cava die Aktivität antioxidativer Enzyme wie der Superoxid-Dismutase, der Katalase und der Glutathion-Peroxidase im Lebergewebe (Kang 2013).

Nicht nur die Bauchspeicheldrüse, auch die Blutgefäße sind gegenüber einem hohen Blutzuckerspiegel sehr empfindlich. Wie bereits erwähnt, führt ein dauerhaft hoher Glucosespiegel zu erheblichen Schäden an den Gefäßen, die besonders eindrücklich bei einem diabetischen Fuß beobachtet werden können. Geschädigt wird vor allem das Endothel, also die Innenwand der Gefäße. Sie hat wichtige Funktionen, darunter die Weitung der Gefäße, die Sicherstellung der Durchlässigkeit oder der Einfluss auf die Thrombozytenaggregation, also die Verklumpung der Blutplättchen. Da der hohe Blutzuckerspiegel wie gesagt die Produktion von interzellularen freien Radikalen anregt – auch in den in den Endothelzellen –, wollten koreanische Forscher wissen, wie sich der stark antioxidative Ecklonia-cava-Extrakt auf die Blutgefäße auswirkt, und haben dies mit Endothelzellen aus menschlichen Nabelschnurvenen getestet. Mit Erfolg:

Während die unbehandelten Endothelzellen stark zytotoxisch geschädigt wurden, genossen die mit Ecklonia cava behandelten Zellen einen signifikanten Schutz vor den durch die Glucose ausgelösten Schädigungen. Dazu gehören auch Schädigung der Zellmembran durch die Lipid-Peroxidation (der Abbau der Fettsäuren, aus denen die Zellwand zusammengesetzt ist) und die Entstehung der intrazellulären freien Radikale. Zudem werden durch den oxidativen Stress, der durch den hohen Glucoseanteil entsteht, vermehrt bestimmte Enzyme und Proteine gebildet, die Entzündungen fördern können (Cyclooxygenase-2, NF-kappaB-Proteine). Und auch diese Stoffe wurden durch den Ecklonia-cava-Extrakt herunterreguliert. Die Forscher folgerten daraus, dass Ecklonia cava eine wertvolle Behandlungsmöglichkeit gegen hohen Glucose-induzierten oxidativen Stress sein kann (Lee 2014).

Wirkung auf Enzyme

Dass Ecklonia cava den Blutzuckeranstieg nach dem Essen deutlich abmildert, wurde bereits weiter oben dargestellt. Grund dafür ist vermutlich deren Wirkung auf bestimmte Enzyme, die bei Diabetes eine Rolle spielen: Zum einen die Alpha-Glukosidase.

Dieses Enzym spaltet während der Verdauung Kohlenhydrate in Einfachzucker wie Glukose auf. Nur in dieser Form kann der Energieträger über die Darmwand ins Blut gelangen. Daher werden bei Diabetes-Patienten Alpha-Glukosidase-Hemmer eingesetzt, um die Zuckeraufnahme zu verzögern (z.B. Acarbose). Als Zweites wurde das Enzym Alpha-Amylase untersucht. Dieses Verdauungsenzym spielt bei Diabetes zwar zunächst keine Rolle, eine Erhöhung dieses Enzyms im Blut kann aber auf eine chronische Bauchspeicheldrüsenentzündung hindeuten, in deren Folge es zu einem Nachlassen der Insulinproduktion bis hin zu einem manifesten Diabetes mellitus kommen kann.

In einer koreanischen Tierversuchsstudie wurde der Einfluss des sekundären Pflanzenstoffs Phlorofucofuroeckol A auf die beiden Enzyme Alpha-Glukosidase und Alpha-Amylase bei diabetischen Mäusen untersucht. Dabei wurde festgestellt, dass das Phlorofucofuroeckol A die postprandiale Hyperglykämie – also den starken Blutzuckeranstieg nach dem Essen – stärker hemmt als der Arzneiwirkstoff Acarbose. Grund dafür ist der hemmende Einfluss von Ecklonia cava auf die beiden Enzyme Alpha-Glukosidase und Alpha-Amylase. Die Forscher zogen daraus den Schluss, dass Phlorofucofuroeckol A ein potenter Alpha-Glukosidase-Inhibitor ist, der den Blutzuckeranstieg nach dem Essen deutlich abmildert (You 2015).

Diabetes-Folgeschäden

Weiter oben wurde bereits auf die das erhöhte Risiko von Diabetikern für Schäden an Nieren, Augen und Nerven hingewiesen. Grund dafür ist der erhöhte osmotische Druck, der dadurch entsteht, dass sich zu viel Sorbit in den Zellen ansammelt. Sorbit ist ein Zuckeralkohol, der den Sehnerv und die Nervenzellen, die ihn umgeben, beeinträchtigen kann und mithilfe eines Enzyms, der sogenannten Aldosereduktase, aus dem Blutzucker gebildet wird. Und weil der Blutzuckerspiegel bei Diabetikern zu hoch ist, wird auch zu viel Glucose in Sorbit umgewandelt. Folgerichtig versucht die pharmazeutische Forschung Arzneistoffe zu finden, welche die Aldosereduktase hemmen, damit weniger Sorbit gebildet und Folgeschäden von Diabetes gelindert werden – insbesondere der Diabetes-bedingte oxidative Stress an der Netzhaut des Auges. Leider waren die bisherigen Versuche, einen medikamentösen Aldosereduktasehemmer zu entwickeln, nicht sonderlich erfolgreich. So musste zum Bespiel das Medikament Tolrestat 1997 wieder zurückgenommen werden, weil es schwere Leberschäden verursachte. Umso erfreulicher ist, dass jetzt gezeigt werden konnte, dass die Einnahme von Ecklonia cava über die Hemmung der Aldosereduktase die Blutzuckerwerte senken und die Produktion von Sorbitol bremsen kann (Jung 2008)!

Gewichtskontrolle und Fettstoffwechsel

Wenn nun auch noch die Rede davon sein wird, dass Ecklonia cava beim Abnehmen unterstützt, werden einige von Ihnen jetzt vielleicht denken: Das kann doch gar nicht sein, das wäre ja zu schön – dann wäre Ecklonia cava ja tatsächlich eine wahre ‚Wunderalge'. Aber es gibt tatsächlich klinische Untersuchungen, die zeigen, dass die Inhaltsstoffe dieser Braunalge den Fettstoffwechsel positiv beeinflussen und zu so zu einer Gewichtsreduktion beitragen können.

Dass Fettleibigkeit nicht nur ein figürliches Problem ist, wird bereits seit Längerem anerkannt: Sie gilt als größtes Gesundheitsrisiko für rund 30 chronische, lebensbedrohliche Krankheiten, einschließlich Diabetes, koronare Herzkrankheiten und Schlaganfall und sogar Krebs. Ein Hintergrund ist, dass Fettzellen (Adipozyten) Auslöser chronischer Entzündungsprozesse sind. Sie schütten nämlich bestimmte entzündungsfördernde Botenstoffe, die Adipozytokine aus. Bei hohem Körperfettanteil steigt die Konzentration dieser Adipozytokine und verursacht eine Art chronische Entzündungsreaktion, die zunächst gar nicht erkannt wird, sich aber mittel- bis langfristig in konkreten Krankheitsbildern manifestieren kann. Gerade

Diabetes Typ II ist in den allermeisten Fällen mit klinischem Übergewicht assoziiert. Wie wir im letzten Kapitel gesehen haben, hat Ecklonia cava entzündungshemmende Effekte, die dabei helfen, die Blutzuckerwerte zu normalisieren, und zu einer statistisch signifikanten Wiederherstellung der Insulinempfindlichkeit in der Bauchspeicheldrüse führen.

Insofern kann man Fettleibigkeit bzw. Adipositas auch als einen metainflammatorischen – also überentzündlichen – Zustand beschreiben. Verschiedene Studien untersuchten die Wirkung von Ecklonia cava auf die Regulation des Fettstoffwechsels, Entzündungsprozesse und die antioxidativen Abwehrsysteme. So wurde zum Beispiel adipösen Mäusen während einer fettreichen Diät über zwölf Wochen Ecklonia-cava-Extrakt verabreicht. Ergebnis: Die Körpergewichtszunahme, Fettgewebemasse und Leberfettablagerungen wurden reduziert, das Plasma-Lipid-Profil und die Insulinresistenz wurden verbessert. Zudem konnten positive Effekte auf die Lipogenese (Produktion von Fettsäuren), entzündliche Prozesse und die antioxidativen Abwehrsysteme festgestellt werden (Eo 2015). Auch andere Studie konnten zeigen, dass Ecklonia cava die inflammatorischen Zytokine – also entzündungsfördernden Botenstoffe – in fettleibigen Mäusen verringert (Park E.Y 2012).

Adipogenese: Ecklonia cava hemmt Bildung von Fettgewebe

Neben der Unterdrückung der durch Fettzellen verursachten entzündlichen Prozesse kommt es bei Übergewicht auch darauf an, die weitere Bildung von Fettgewebe zu verhindern. Hier kann Ecklonia cava helfen. Denn dass der sekundäre Pflanzenstoff Dieckol aus der Ecklonia cava bei der Unterdrückung der Lipidakkumulation, also der Körperfettanreicherung, eine positive Rolle spielt, konnte bereits in mehreren Tierversuchen gezeigt werden. So wurden zum Beispiel bei einer koreanischen Tierversuchsstudie Mäuse in vier Versuchsgruppen mit je zehn Mäusen aufgeteilt: Zwei Gruppen erhielten normale Nahrung, die anderen beiden eine besonders fettreiche Nahrung. In einer der beiden jeweiligen Gruppen erhielten die Mäuse zusätzlich Dieckol aus Ecklonia cava. In den Gruppen, in denen die Mäuse Dieckol erhielten, war die Gewichtszunahme deutlich geringer (um 38 Prozent). Auch die Verfettung der inneren Organe fiel erheblich geringer aus (um 45 Prozent) und der Cholesterinspiegel reduzierte sich signifikant (um 55 Prozent). Ursache für diese positive Wirkung auf das Körperfett ist vermutlich der Einfluss von Dieckol auf die Adipogenese, d.h. die Neubildung von Fettzellen (Choi 2015). In einer anderen ähnlich gelagerten koreanischen Studie mit Mäusen konnten neben der Verringerung der Körpergewichtszunahme und des Körperfetts auch positive Wirkungen auf den Blutzuckerspiegel festgestellt werden. Das Besondere dieser Studie: Hier wurden neben Ecklonia cava weitere Braunalgenarten untersucht. Das Ergebnis: Ecklonia cava schnitt in Bezug auf die positiven Effekten aufs Körperfett am besten ab (Park E.Y. 2012).

Die Hemmung der Fettgeweneubildung durch Ecklonia cava bei inneren Organen konnte später im Tierversuch konkret in Bezug auf die nicht-alkoholische Fettleber gezeigt werden. Dazu wurden Mäuse einer Hochfettdiät unterzogen und ihnen dann über zehn Wochen Ecklonia-cava-Extrakt verabreicht. Durch diese Behandlung wurden Körpergewicht und Fettmasse reduziert. Zudem hatten sich Leberfett und Lebervolumen der adipösen Mäuse sowie entzündliche Prozesse reduziert und der Fettstoffwechsel wurde positiv beeinflusst (Park 2015). Dass Ecklonia cava einer Fettleber entgegenwirkt, wurde auch in weiteren Studien gezeigt, wie der von Jeon et al., die zumindest für Mäuse zudem nachweisen konnte, dass die sekundären Pflanzenstoffe der Ecklonia cava effektiv Körpergewicht und Blutfette senken sowie Triglyceride, Gesamtcholesterin und das ‚böse' LDL-Cholesterin deutlich reduzieren (Jeon 2015). Dass die Phlorotannine der Ecklonia cava die Fettansammlung (Lipidakkumulation) in den Fettzellen (Adipozyten) sogar dramatisch senken können, wird von einer weiteren koreanischen Studie bestätigt (Kim 2013).

Doch welcher Wirkmechanismus steckt dahinter? Studien konnten zeigen, dass Ecklonia cava ein bestimmtes Enzym reguliert, nämlich die Diglycerid-Acyltransferase (DGAT). Dieses Enzym ist für die Bildung der Blutfette (Triglyceride) und damit für die Bildung von Fettgewebe verantwortlich (Cases 1998). Dass Stoffe, die DGAT hemmen, ein Potenzial für die Behandlung von Fettleibigkeit haben, indem sie den Fett- bzw. Gewichtsverlust unterstützen, wurde schon in einigen Studien gezeigt (Chen 2005 u. Cheng 2008). Daher sind Pharmakonzerne wie Pfizer auch bereits dabei, solche DGAT-Hemmer in klinischen Studien für die Behandlung von Adipositas zu testen (Reuters 2007). Umso spannender, dass ein natürlicher Braunalgenextrakt offenbar in der Lage ist, genau das zu tun! An Mäusen konnte nämlich gezeigt werden, dass Ecklonia-cava-Extrakt das für den Fettstoffwechsel verantwortliche DGAT-Enzym um bis zu 60 Prozent herunterregulieren und dadurch den Fett- und Gewichtsverlust signifikant unterstützen kann. Die fettleibigen Mäuse verloren mehr als zehn Prozent ihres Körpergewichts in 120 Tagen! Das DGAT-Enzym beeinflusst den letzten Schritt bei der Herstellung von Triglyceriden, also den ‚bösen' Fetten, die sich später in Form von Fettmasse auf Bauch, Hüften und Po breitmachen. Die Wissenschaftler von der südkoreanischen Pukyong National University schlagen deshalb sogar vor, aus Ecklonia cava ein funktionelles Präparat zur Behandlung von Adipositas zu entwickeln (Kong 2010).

Fatburner Ecklonia cava?

Die positive Wirkung von Ecklonia cava auf den Abbau von Körperfett konnte nicht nur bei Mäusen, sondern auch beim Menschen nachgewiesen werden: Im Rahmen einer randomisierten, doppelblinden, Placebo-kontrollierten Humanstudie über die Wirkung von Ecklonia cava auf den Cholesterinspiegel konnte nicht nur eine deutliche Cholesterinsenkung (s. Kapitel zu Herz und Kreislauf), sondern auch ein signifikanter Rückgang des Körperfetts festgestellt werden. So wurde 97 übergewichtigen männlichen und weiblichen Erwachsenen (Durchschnittsalter 40,5 Jahre und durchschnittlicher Body-Mass-Index (BMI) von 26,5) über zwölf Wochen ein Ecklonia-cava-Extrakt gegeben. Die Probanden wurden zufällig in drei Gruppen eingeteilt: eine Placebo-Gruppe, eine Niedrigdosis-Gruppe (72 mg Ecklonia cava/Tag) und eine Hochdosis-Gruppe (144 mg Ecklonia cava/Tag). Sowohl die Hochdosis- als auch die Niedrigdosisgruppe zeigten im Gegensatz zur Placebo-Gruppe eine signifikante Abnahme des BMI, des Körperfettanteils, des Taillenumfangs, des Taille-Hüft-Verhältnisses, des Gesamtcholesterins und des LDL-Cholesterins. In der Hochdosis-Gruppe zeigte sich zudem im Gegensatz zur Placebo-Gruppe eine signifikante Erhöhung des ‚guten' HDL-Cholesterins und eine signifikante Abnahme des Blutzuckerspiegels sowie des systolischen Blutdrucks. Nebenwirkungen wurden nicht beobachtet. Zusammenfassend zeigten diese Ergebnisse den Wissenschaftlern zufolge, dass eine

Ecklonia-cava-Supplementierung dazu beiträgt, Körper- und Blutfettwerte deutlich zu senken (Shin 2012)!

Körperliche und sexuelle Ausdauer

Jeder will ein guter Liebhaber sein. Besonders für Männer kann die Sorge, die Erwartungen der Partnerin in Bezug auf die sexuelle Ausdauer nicht zu erfüllen, erheblichen psychischen Stress bedeuten. Die häufigsten Probleme sind hier die vorzeitige Ejakulation und Erektionsstörungen – medizinisch auch erektile Dysfunktion genannt.

Studien haben gezeigt, dass die Einnahme von Ecklonia cava dazu beiträgt, die Ausdauer während intensiver körperlicher Anstrengungen zu erhöhen. Und dies gilt auch – oder gerade besonders im Bereich der Sexualität und zwar vor allem bei Erektionsstörungen. Der Grund: Der in der Ecklonia cava enthaltene sekundäre Pflanzenstoff Dieckol verbessert (ähnlich übrigens wie die im Kakao enthaltenen Flavanole) die Freisetzung von Stickstoffmonoxid (NO) in den Blutgefäßen. Das NO ist notwendig, um die Gefäße zu weiten (Vasodilatation). Eine verbesserte NO-Produktion ist also grundsätzlich sehr positiv für die Blutgefäße, weil sie dadurch elastischer werden und sich besser ausdehnen können. Dies ist besonders auch bei Menschen mit hohem Blutdruck von besonderer Bedeutung (Becker 2001, 2001, De Angelis 2001, Dorrance 2002, Hamed 2003, Virag 2004).

Weil man um diese positive Eigenschaft der Ecklonia cava in Bezug auf die Blutgefäße weiß (Becker 1+2), wollte man testen, ob diese sich auch positiv bei erektiler Dysfunktion auswirkt. Deshalb hat man 31 Männern mit Erektionsstörungen über einen Zeitraum von sechs Monaten einen Ecklonia-cava-Extrakt gegeben. Das Ergebnis war unglaublich: Der Ecklonia cava-Extrakt war in fast allen Parametern (Orgasmus-Funktion, Zufriedenheit mit dem Geschlechtsverkehr, allgemeine Zufriedenheit) besser als das bekannteste Potenzmittel. Nur in Bezug auf die erektile Funktion war es nicht besser, sondern ,nur' gleichwertig. Das Tolle daran: Es wurden keine Nebenwirkungen mit dem Ecklonia-cava-Extrakt gemeldet.

	Ecklonia cava Score	Potenzmittel Score*
Orgasmusfunktion	87%	27%
Zufriedenheit mit Geschlechtsakt	74%	44%
Allgemeine Zufriedenheit	62%	39%
Erektile Funktion	66%	66%

*Marks et al. 1999, Rowen 2006

Diese Ergebnisse deuten stark darauf hin, dass eine langfristige Verwendung von Ecklonia cava wesentlich zu einer Neutralisierung von oxidativen Risikofaktoren beiträgt, die periphere Blutzirkulation in den Muskeln und Nerven verbessert und damit auch durch einen besseren Blutfluss in der Penisarterie zu einer Steigerung der sexuellen Funktion beiträgt. Es muss an dieser Stelle allerdings noch darauf hingewiesen werden, dass Ecklonia cava natürlich nicht so schnell wirkt wie die berühmte blaue Pille. Um die dafür aber umso nachhaltigere Wirkung zu erhalten, sollte Ecklonia cava täglich über einen längeren Zeitraum eingenommen werden.

Krebs

Die Deutsche Gesellschaft für Ernährung (DGE) ruft dazu auf, möglichst viel Obst und Gemüse zu essen – mindestens fünf faustgroße Einheiten pro Tag. Ein Grund dafür ist die positive gesundheitliche Wirkung der enthaltenen sekundären Pflanzenstoffe – auch in Bezug auf die Krebsprävention: „Immer mehr Ergebnisse aus epidemiologischen Studien belegen, dass diese Substanzen das Risiko für verschiedene Krebsarten senken." (DGE 2015) Und auch für die sekundären Pflanzenstoffe der Ecklonia cava konnte – allerdings bisher nur in Labor- und Tierversuchen – gezeigt werden, dass sie bestimmte Mechanismen der Krebsentstehung und -ausbreitung hemmen.

Metastasierung

So konnte zum Beispiel in einer koreanischen Studie die Fähigkeit von Braunalgen nachgewiesen werden, bestimmte Enzyme zu hemmen, die eine wichtige Rolle bei der Metastasenbildung spielen, also der Ausbreitung von Krebs in andere Organe. Konkret geht es um die Enzyme Matrix-Metalloproteinasen (MMPs), auf die wir später noch im Rahmen der Hautalterung zu sprechen kommen werden. Diese MMPs bauen nämlich die extrazelluläre Matrix ab – also den Zwischenraum zwischen den Zellen, der vornehmlich aus Proteinen besteht und gemeinhin als Bindegewebe bezeichnet wird. Vereinfacht gesagt können Krebszellen mithilfe dieser MMPs das Bindegewebe durchbrechen und metastasieren. Denn um von einem Organ zum anderen zu gelangen, muss der Krebs sich schließlich durch das Bindegewebe des befallenen Bereiches ,durchfressen'. Folgerichtig versucht die Krebsforschung Substanzen zu finden, welche diese MMPs hemmen. Leider konnte noch kein medikamentöser MMP-Hemmer entwickelt werden. Aber in der Natur gibt es durchaus einige sekundäre Pflanzenstoffe, die dazu in der Lage sind, und zwar die Proanthocyanidine aus der Cranberry (Déziel 2010) und eben die Phlorotannine aus Braunalgen wie der Ecklonia cava (Bae 2015)!

Angiogenese

Darüber hinaus wiesen koreanische Wissenschaftler nach, dass Ecklonia-cava-Extrakt den Tumor auch darin behindert, Blutgefäße zu bilden, um sich zu versorgen (Li 2014). Dieser als Angiogenese bezeichnete Vorgang ist für den Tumor unabdingbar, um wachsen zu können. Bei Krebs findet wie in allen schnell wachsenden oder geschädigten Geweben insbesondere wegen des Sauerstoffmangels diese Angiogenese statt, damit sich der Tumor über die neu gebildeten Blutgefäße Sauerstoff und Nährstoffe zuführen kann. Dazu wird der Wachstumsfaktor VEGF (Vaskulärer Endothelialer Growth Factor) ausgeschüttet, der dann an benachbarte Blutgefäße andockt und diese animiert, in Richtung des Tumors zu wachsen. Krebspatienten mit einem hohen VEGF-Spiegel haben eine ungünstige Prognose: Die Krebserkrankung schreitet schneller fort, die Überlebensdauer verkürzt sich und auch die Rückfallquote ist höher. Daher ist ein zentrales Ziel der Krebstherapie, die Bildung von VEGF zu hemmen. Hierzu werden bestimmte Krebsmedikamente, die sogenannten VEGF-Antagonisten eingesetzt. Auch

Ecklonia cava als Naturstoff ist in der Lage, die Bildung von VEGF zu hemmen.

Hautkrebs

Die Weltgesundheitsorganisation (WHO) schätzt, dass jedes Jahr auf der ganzen Welt zwei bis drei Millionen Menschen an hellem Hautkrebs und mehr als 132.000 Menschen an schwarzem Hautkrebs erkranken. Diese gewaltige Zahl ist vermutlich auf ein verändertes Freizeitverhalten zurückzuführen, insbesondere das Sonnenbaden im Sommer und der Gang ins Solarium. Dadurch wird die Haut vermehrt UV-Strahlung ausgesetzt und diese UV-Strahlen – insbesondere die gefährlichen UVB-Strahlen – schädigen das Erbgut der Hautzellen, indem sie vermehrt die Bildung von freien Radikalen auslösen. Dieser oxidative Stress spielt eine entscheidende Rolle in der Entwicklung von bestimmten Hautkrebsarten.

Vor diesem Hintergrund könnte man annehmen, dass ein starkes Antioxidans wie die Phlorotannine aus der Ecklonia cava einen gewissen Schutz bieten könnten. Zwar gibt es noch keine klinischen Studien am Menschen, aber zumindest bei Mäusen konnten bereits antikarzinogene Effekte der Ecklonia cava festgestellt werden. Dazu wurden haarlose Mäuse über 26 Wochen dreimal pro Tag mit UVB-Strahlen bestrahlt und entweder mit Ecklonia-cava-Extrakt gefüttert oder mit einer Ecklonia-cava-Creme äußerlich (topisch) behandelt. Ergebnis: Sowohl bei den Mäusen, die mit Ecklonia cava gefüttert wurden, als auch bei den Mäusen, die topisch behandelt wurden, konnte Folgendes festgestellt werden:

1. *Eine signifikante Herabregulierung von entzündlichen Genen (COX2 und iNOS)*

2. *Eine deutliche Reduzierung der Tumorarten um rund 50 Prozent*

3. *Ein deutlich verringerter Prostaglandin-E2-Spiegel um 50 bis 80 Prozent (PGE2 ist ein entzündungsförderndes Gewebshormon)*

Die Ergebnisse dieser Studie zeigen, dass Ecklonia cava eine ausgezeichnete Anti-Photo-Karzinogenese-Wirkung besitzt oder anders ausgedrückt: Die präventive Wirkung von Ecklonia cava in Bezug auf Hautkrebs beruht darauf, dass sie den UVB-vermittelten oxidativen Stress reduziert, der über die Auslösung von Entzündungsprozessen in der Haut die Entstehung von Krebs begünstigt (Hwang 2006). Auch die Bildung von bestimmten Enzymen, die Stickstoffmonoxid (NO) in den Immunzellen herstellen, die sogenannten NO-Synthasen (iNOS), wird herunterreguliert. Zwar sind diese Enzyme wichtig, damit die Fresszellen des Immunsystems mithilfe des Stickstoffmonoxids Bakterien und Zellen abtöten können, die übermäßige Produktion von iNOS durch UVB-Strahlung führt aber zu entzündlichen Schäden in der Haut. Insofern verfügt Ecklonia cava hier über die UVB-bedingte iNOS-Suppression über einen weiteren Schutzmechanismus für die Haut (Hwang 2005).

Weitere Krebsarten

Die eben vorgestellten Studien zeigen auch Potenzial für die Prävention von anderen Arten von Krebs. Und in der Tat gab es in den letzten Jahren Laborstudien mit der Ecklonia cava für weitere Krebsarten:

Darmkrebs

Dass nicht nur die sekundären Pflanzenstoffe, sondern auch die enzymatisch aktiven Polysaccharide (Kohlenhydrate) aus dem Ecklonia-cava-Extrakt eine Anti-Krebs-Wirkung haben, belegt eine koreanische Studie mit einer bestimmten Darmkrebs-Zelllinie, den sogenannten CT26-Zellen. Die Polysaccharide aus der Ecklonia cava waren nämlich in der Lage, das

Wachstum dieser Darmkrebszellen zu hemmen und gleichzeitig deren Tod, also die Apoptose zu fördern. Die Unterstützung dieser Apoptose kann gut an der Abbildung 5 nachvollzogen werden. Bei einer Apoptose löst sich zunächst die betroffene Zelle aus dem Gewebsverband und wird zunehmend kleiner. An der Zellmembran bilden sich sichtbare Bläschen und der Zellkern wird immer kleiner und dichter oder zerfällt in mehrere Teile. Am Ende der Apoptose bleibt ein Apoptosekörperchen übrig, das vom Immunsystem des Körpers mithilfe der Phagozytose abgebaut wird. Diese Apoptosekörperchen wurden im vorliegenden Experiment eingefärbt und dann mithilfe eines Fluoreszenzmikroskops beobachtet. Während es bei den unbehandelten Zellen (A) kaum zur Apoptose kam, stieg die Apoptose bei den mit Ecklonia cava behandelten Zellen je nach Dosis deutlich an (leuchtende Punkte in B, C, D) (Ahn 2015).

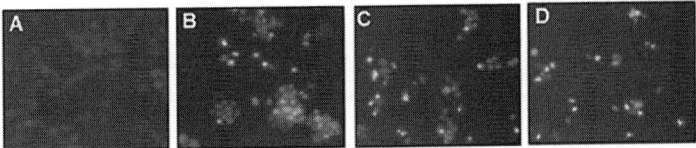

Abb. 5: Hier kann man die Wirkung der aus der Ecklonia cava isolierten Polysaccharide auf den Tod der Krebszellen anhand der leuchtenden Apoptosekörperchen sehr gut sehen. Von den Darmkrebszellen, die nicht mit Ecklonia cava behandelt wurden (A), starben kaum welche.

Brustkrebs

Die bereits oben allgemein beschriebene Hemmung der für die Metastasierung notwendigen Enzyme Matrix-Metalloproteinasen (MMP) durch die Pflanzenstoffe der Ecklonia cava konnte in einer koreanischen Studie konkret an menschlichen Brustkrebszellen gezeigt werden. Am stärksten wirkte sich hier das Phlorotannin Dieckol aus. Dieser sekundäre Pflanzenstoff hemmte danach nicht nur die MMPs, sondern stimulierte auch die Ausschüttung von Hemmstoffen, sogenannten Gewebeinhibitoren (TIMP-1 und TIMP-2), die diese Metalloproteinasen in Schach halten. In Abbildung 6 kann man sehen, wie sich die Behandlung der Brustkrebszellen mit unterschiedlichen sekundären Pflanzenstoffen aus der Ecklonia cava auf deren Überlebensfähigkeit auswirkt. Auch deren Fähigkeit, die Bildung von VEGF zu hemmen – also dem Wachstumsfaktor, der für die Neubildung von Blutgefäßen zur Versorgung des Tumors wichtig ist –, konnte in dieser Studie noch einmal speziell für Brustkrebszellen bestätigt werden. Insbesondere ihr sekundärer Pflanzenstoff Dieckol übt somit über seine Regulation der Metastasierung-Gene eine Anti-Brustkrebs-Aktivität aus (Kim, E.K. 2015).

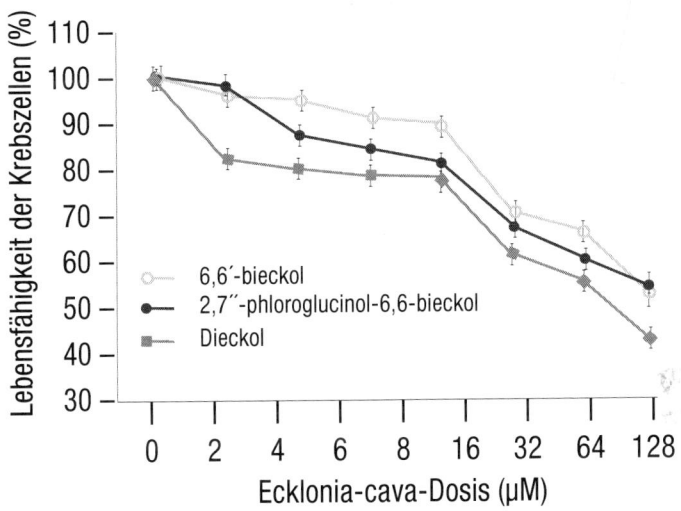

Abb. 6: Hier sieht man die Überlebensfähigkeit der Brustkrebszellen, nachdem sie mit Ecklonia cava behandelt wurden, im Vergleich zur Kontrollgruppe, die nicht mit Ecklonia cava behandelt wurde. Die Wirkung fällt je nach Dosierung und Art des Ecklonia-cava-Pflanzenstoffes unterschiedlich aus; bei Dieckol ist sie am stärksten.

Eierstockkrebs (Ovarialkarzinom)

Eine weitere Krebsart, bei der die Wirkmechanismen von Ecklonia cava in Bezug auf die Schädigung der Krebszellen untersucht wurden, ist der Eierstock-krebs. Hier wurde in einem Tierversuch an Mäusen untersucht, wie sich der sekundäre Pflanzenstoff Dieckol aus der Ecklonia cava zytotoxisch (also zell-schädigend) auf die Krebszellen auswirkt (Ahn 2015).

Dabei identifizierten die Forscher, dass Dieckol aus Ecklonia cava das Wachstum von Eierstockkrebszellen unterdrückt, indem es ohne Nebenwirkungen

» *die Apoptose (den programmierten Zelltod) der Krebszellen durch Aktivierung der Caspasen fördert, also der wichtigsten Enzyme der Apoptose.*

» *eine mitochondriale Dysfunktion in den Krebszellen verursacht und deren Bildung von anti-apoptotischen Proteinen unterdrückt.*

» *die Zahl der intrazellulären freien Sauerstoffradikal in den Krebszellen erhöht und diese so schädigt.*

Bei einer weiteren Studie an Eierstockkrebszelllinien wurde die Kombination von Ecklonia cava mit dem Krebsmedikament Cisplatin untersucht. Diese Zytostatika sollen das Zellwachstum bzw. die Zellteilung der Krebszellen hemmen. Dabei wird die DNA der Krebszelle gestört und funktionsunfähig gemacht. Der Zellstoffwechsel kommt zum Erliegen, und die Zelle leitet die Apoptose, also ihre eigene Zerstörung ein. Wie andere Zytostatika auch wirkt Cisplatin nicht nur auf schnell wachsende Tumorzellen, sondern in gewissem Grad auch auf gesunde Körperzellen und schädigt das Entgiftungsorgan Niere. Da Cisplatin wegen dieser Nebenwirkungen nur begrenzt einsetzbar ist, sucht man in der Krebsforschung nach natürlichen Substanzen, die eine ähnliche Wirkung haben und sich mit Cisplatin vertragen, damit gegebenenfalls die Dosis herabgesetzt werden kann.

Dazu wurde in einer koreanischen Tierversuchsstudie Mäusen mit Eierstockkrebs eine Kombination des Krebsmedikaments Cisplatin mit einem phlorotanninreichen Ecklonia-cava-Extrakt (v.a. Dieckol) verabreicht. Dabei wurden insbesondere die Überlebensfähigkeit der Eierstockkrebszelllinien und die Auswirkungen auf die Produktion von freien Sauerstoffradikalen untersucht. Die Studie zeigte, dass Ecklonia cava die hemmende Wirkung von Cisplatin auf das Tumorwachstum nicht nur verstärkte, sondern zugleich dessen Nephrotoxizität, also die schädlichen Auswirkungen von Cisplatin auf die Nieren minderte. Außerdem konnte der Gewichtsverlust der Mäuse im Rahmen der Tumorkachexie (also der allgemeinen Auszehrung durch die Krebserkrankung) gemildert werden. Der Wirkmechanismus: Zum einen verstärkte der Ecklonia-cava-Extrakt die Wirkung von Cisplatin auf die Apoptose (programmierter Zelltod) der Krebszellen, indem es die Produktion von bestimmten, dafür wichtigen Enzymen, den Caspasen, förderte. Zum anderen hat der Ecklonia-cava-Extrakt die Zahl der intrazellulären freien Radikale in den Krebszellen erhöht und gleichzeitig (sic!) die durch Cisplatin hervorgerufene Produktion zellschädigender freier Radikaler in den normalen Nierenzellen gedämpft! Dieckol, eine wichtige Verbindung in der Ecklonia cava, kann also die Wirkung des Zytostatikums Cisplatin bei Eierstockkrebs deutlich verbessern, indem es die Hemmung des Tumorwachstums unterstützt, den Gewichtsverlust reduziert und die Nierenschäden abmildert (Yang 2015).

Schutz bei Strahlentherapie

Die Strahlentherapie ist eine bei Krebspatienten sehr häufig zum Einsatz kommende Therapieform, bei jedem zweiten wird sie im Laufe der Erkrankung angewendet. Auch wenn sie im Gegensatz zur medikamentösen und im ganzen Körper wirkenden Chemotherapie eine lokale Maßnahme ist und nur ein konkretes Bestrahlungsfeld betroffen ist, werden durch die zellschädigende Wirkung der Strahlentherapie auch gesunde Körperzellen in Mitleidenschaft gezogen. Die Strahlung erzeugt eine große Menge an reaktiven Sauerstoffspezies (freie Radikale), die auch beim gesunden Gewebe über mehrere Signalwege zum Zelltod führen. Diese Signalwege können durch Antioxidantien gesperrt werden, um die strahlungsbedingten Geweberverletzung zu reduzieren. Wegen der hohen antioxidativen und radioprotektiven Kapazität der Phlorotannine ist die Ecklonia cava eine ausgezeichnete natürliche Ressource, um die Zellen vor strahleninduzierten Verletzungen und oxidativem Stress zu schützen (Shin 2014).

Zusammenfassend kann man sagen, dass – auch wenn noch viel Forschung notwendig sein wird – es bereits jetzt vielversprechende Hinweise darauf gibt, dass Ecklonia cava ein wertvoller Bestandteil der komplementären Krebstherapie sein sollte: Ihre sekundären Pflanzenstoffe reduzieren oxidativen Stress in gesundem Gewebe – erhöhen ihn aber gleichzeitig in Krebszellen, mindern entzündliche Prozesse, hemmen Enzyme (MMPs), die bei der Metastasierung eine Rolle spielen, hemmen die Bildung von Blutgefäßen durch den Tumor (Angiogenese), fördern den programmierten Zelltod der Krebszellen (Apoptose) und mindern die Schädigungen bei einer Strahlentherapie sowie den durch Auszehrung bedingen Gewichtsverlust.

Haut und Haare

Ganz zum Schluss komme ich nun zu den Aspekten, die Sie vielleicht ganz am Anfang erwartet hätten, nämlich der verjüngenden Wirkung der Ecklonia cava auf die Organe, die äußerlich sichtbar sind und an denen Alterung am schnellsten deutlich wird: unsere Haut und unsere Haare. Ich habe diese aber ganz bewusst an den Schluss gestellt, weil Alterung zwar am äußeren Erscheinungsbild am deutlichsten zu sehen ist, aber sich im ganzen Körper vollzieht. Nur wer den ganzen Körper in sein Anti-Aging-Konzept einbezieht, kann sich erfolgreich verjüngen – und das ist gerade der Grund, warum Ecklonia cava so wertvoll ist: Die Inhaltsstoffe dieser Alge entfalten ihre positive Wirkung auf zahlreichen Ebenen.

Hautalterung

Im Hinblick auf die Haut setzen die sekundären Pflanzenstoffe der Ecklonia cava an unterschiedlichen Stellen an. Eine davon ist die sogenannte extrazelluläre Matrix der Haut. Diese besteht aus einem bestimmten Enzym, der Matrix-Metalloproteinase 1 (MMP-1), das wir bereits im Zusammenhang mit Krebs angesprochen haben. Dieses Enzym entsteht durch oxidativen Stress – unter anderem durch die UV-Strahlung im Sonnenlicht – und ist dafür verantwortlich, dass der Kollagengehalt der Haut zwischen dem 20. und 80. Lebensjahr um circa 65 Prozent abnimmt. Da das Kollagen für die Festigkeit des Hautgewebes wichtig ist und sich durch diesen Prozess die Dicke der Außenhaut (Dermis) alle zehn Jahre pro Dekade um etwa sechs Prozent verringert, ist die Folge eine zunehmende Alterung der Haut in Form von Erschlaffung und Falten.

Um diese Hautalterung zu verzögern, ist es also hilfreich, das Enzym MMP-1 in Schach zu halten. Studien haben gezeigt, dass die Phlorotannine aus der Ecklonia cava genau das können: Sie hemmen die Aktivität der Matrix-Metalloproteinasen und reduzieren dadurch den Kollagenabbau und die Hautalterung (Kim2006). Diese Schutzwirkung gegen die UV-bedingte Hautalterung – auch ‚Anti-Photoaging' – besitzen auch andere Braunalgenarten. Man führt die antioxidativen Effekte und die Hemmung des MMP-1-Enzyms in den Hautstammzellen auf die Phlorotannine Eckol und Dieckol zurück (Joe 2006).

Aber auch das in Ecklonia cava enthaltene Phlorotannin Triphlorethol-A scheint bei der Anti-Aging-Wirkung auf die Haut eine Rolle zu spielen. In einer Studie konnte nachgewiesen werden, dass auch Triphloretol-A durch die Hemmung der Matrix-Metalloproteinasen sowie die Förderung der Bildung des Entgiftungsenzyms Katalase der Entstehung freier Radikale entgegenwirkt. Dadurch werden DNA-Schäden vermindert und die Lebensfähigkeit der Keratinozyten erhöht, also von Hautzellen in der äußeren Hautschicht, die unter anderem für den UV-Schutz zuständig sind (Kang 2008). Keratinozyten-Hautzellen werden durch die sekundären Pflanzenstoffe der Ecklonia cava auch vor oxidativem Stress durch die UVB-Strahlen des Sonnenlichts geschützt. So konnte gezeigt werden, dass das in der Ecklonia cava enthaltene Eckol die durch UVB-Strahlen verursachten freien Radikale und in der Folge Zellschädigung verringern und die Lebensfähigkeit der

Zellen verbessern konnte. Zudem konnte Eckol die Zerstörung der mitochondrialen Zellmembrane eindämmen und dadurch den durch die UVB-Strahlung bedingten Zelltod hemmen(Piao).

Die Schutzwirkung von Ecklonia cava vor der schädlichen Wirkung der UVB-Strahlung, die zu oxidativen Schäden der Hautzellen und damit letztlich zu einer schnelleren Hautalterung führt, konnte in vielen weiteren Studien gezeigt werden. So wurde Ecklonia cava eine hohe Effektivität als Reparaturmittel bei UVB-bedingten Hautschäden, also einem Sonnenbrand (Ryu 2015), sowie als protektives – also schützendes Mittel gegen UVB-bedingte Hautschäden – bescheinigt (Kim 2014). Der Grund, warum Ecklonia cava gegen UV-bedingte Hautalterung bzw. Hautschäden schützt, ist, dass deren sekundäre Pflanzenstoffe die dadurch bedingte Entstehung von freien Radikalen und die damit einhergehende Lipidperoxidation hemmen (darunter versteht man die Schädigung der Zellmembran durch freie Radikale), die DNA schützen und den Zelltod der Hautzellen behindern. Dieser Schutz vor oxidativem Stress wird vermutlich dadurch hervorgerufen, dass Ecklonia cava die antioxidativen Entgiftungsenzyme wie Katalase und Superoxid-Dismutase (SOD) stimuliert (Jang 2012).

Kosmetische Nutzung

Wegen der fantastischen Wirkung auf die Haut wird Ecklonia cava mittlerweile auch in Kosmetika verarbeitet. Vor allem die Schutzwirkung vor schädlicher UV-Strahlung steht dabei im Interesse. In einer koreanischen Studie wurde die Wirkung von drei Arten von Phlorotanninen aus der Ecklonia cava auf ihre Schutzwirkung gegen photooxidativen Stress durch UVB-Strahlung sowie ihre hemmende Wirkung auf die Melanogenese untersucht.

Zunächst eine kurze Erläuterung der Melanogenese: Dabei handelt es sich um den Prozess der Produktion von Melanin durch die dafür spezialisierten Zellen der Melanozyten. Melanin ist das Pigment, das die Farbe der Haut bestimmt und uns vor Sonneneinstrahlung schützt: Eine längere Sonneneinstrahlung führt zu einer erhöhten Melaninproduktion. Je mehr Melanin hergestellt wird, desto dunkler die Haut. Eine dunkle Haut reduziert die Menge an Strahlung, die absorbiert wird, und schützt sie vor den schädlichen Nebenwirkungen des UV-Lichts wie Sonnenbrand und im schlimmsten Falle vor Hautkrebs.

Für die Melanogenese wird das hauteigene Enzym Tyrosinase benötigt. Da gerade in asiatischen Ländern viele Frauen nicht braun werden wollen, nutzen sie oft sogenannte Tyrosinase-Hemmer, um den Bräunungsprozess zu stoppen oder die Haut sogar zu bleichen (z.B. Kojisäure). Wegen der Schutzwirkung des Melanins ist dieses Vorgehen jedoch zweifelhaft. Daher versucht man Stoffe zu finden, welche die Haut vor den schädlichen Wirkungen der UV-Strahlung schützen. In der genannten koreanischen Studie hat sich gezeigt, dass insbesondere Dieckol aus der Ecklonia cava die durch UV B-Strahlung ausgelöste Produktion von intrazellulären freien Radikalen reduziert und die Lebensfähigkeit der Zellen erhöht. Darüber hinaus zeigte Dieckol eine starke Schutzwirkung gegen durch UV B-Strahlung ausgelöste DNA-Schäden. Die Forscher sehen daher in Ecklonia cava ein großes Potenzial für die kosmetische Industrie (Heo 2009).

Da wir gerade beim Thema Haut sind, wollen wir an dieser Stelle auch noch zwei häufige Hauterkrankungen ansprechen, bei denen Ecklonia cava offenbar ebenfalls positive Effekte zeigt:

Akne

Auch bei der Akne vulgaris kann Ecklonia cava offenbar einen Beitrag zur Hautgesundheit leisten. Eine wesentliche Ursache dieser meist bei Jugendlichen auftretenden Hautkrankheit mit ihren charakteristischen Pickeln und Mitessern ist neben hormonellen Gründen auch die Überbesiedlung mit Bakterien. Durch die Überaktivität der Talgdrüsen kann sich das spezielle Aknebakterium Propionibacterium acnes im Talgdrüsenausführungsgang besonders gut ansiedeln und vermehren. Eine Therapieform bei Akne ist demnach die Gabe antibakterieller Substanzen.

In einer Studie wurden die antimikrobiellen Aktivitäten von 57 verschiedenen Meeresalgen von der Küste Südkoreas gegen die Erreger der Akne vulgaris untersucht. 13 von ihnen zeigten eine hemmende Wirkung gegen Propionibacterium acnes. Ecklonia cava gehörte zu den beiden Arten mit der höchsten hemmenden Aktivität auf das Bakterienwachstum. (Choi 2011).

Atopische Dermatitis

Die bereits weiter oben besprochene entzündungshemmende Wirkung der Ecklonia cava ist auch bei Hautkrankheiten wie der atopischen Dermatitis bzw. Neurodermitis nützlich. Diese chronisch verlaufende Ekzemerkrankung der Haut ist die häufigste Hauterkrankung im Kindesalter, aber auch viele Erwachsene sind betroffen.

Bei der Pathogenese dieser Erkrankung spielen sogenannte Chemokine eine Rolle. Der Name ist abgeleitet aus dem Begriff der ‚chemotaktischen Zytokine‘; es handelt sich also um bestimmte Botenstoffe, die bei Zellen eine Wanderungsbewegung (Chemotaxis) auslösen: Die Zellen bewegen sich dabei zum Ort der höchsten Chemokinkonzentration. Bei der Neurodermitis heißt das konkret, dass bestimmte entzündungsfördernde Chemokine dafür sorgen, dass Lymphozyten an die Hautoberfläche wandern und dort eine Entzündungsreaktion stimulieren. Auf diesen in Wirklichkeit natürlich viel komplizierter ablaufenden Prozess nimmt nun Ecklonia cava Einfluss: Eine koreanische Studie konnte zeigen, dass der sekundäre Pflanzenstoff Dieckol aus der Ecklonia cava die Produktion dieser inflammatorischen Chemokine hemmt und dadurch bei atopischer Dermatitis eine entzündungshemmende Wirkung ausübt (Kang 2015).

Haare

Zu einem jugendlich attraktiven Aussehen gehört auch volles, kräftiges Haar. Schütteres, lichtes Haar ist dagegen ein untrügliches Zeichen des Alterns. Woran liegt es eigentlich, dass unsere Haare mit zunehmendem Alter grauer und lichter werden? Zunächst muss man unterscheiden zwischen altersbedingtem Haarausfall und krankheitsbedingten Haarausfall (z.B. bei Schilddrüsenerkrankungen, Syphilis, Vergiftungen), bestimmten Mikronährstoffmängeln (Eisen) oder Behandlungsmethoden (Hormonbehandlung, Chemotherapie). Der Grad des altersbedingten Haarausfalls hängt zu einem Teil auch von der genetischen Disposition ab. Dabei unterscheidet man zwischen dünner werdendem Haar (Miniaturisierung), Haarverlust (Effluvium) und völliger Haarlosigkeit (Alopezie). Es gibt dabei zwei größere Schübe, in denen sich die Haare verändern und ausdünnen: einmal das Alter ab 40 – bei Frauen nach den Wechseljahren – und dann noch mal ab Anfang 70. Weil sich der Hormonspiegel verändert, wird die Wachstumsphase des Haares verkürzt. Zwischen diesen Wachstumsphasen legen die Haarwurzeln längere Ruhephasen ein. Dadurch werden weniger und dünnere Haare produziert und es fallen vorhandene Haare vermehrt aus. Die Ergrauung der Haare hängt damit zusammen, dass wir mit zunehmendem Alter immer weniger des Schutzpigments Melanin produzieren.

Die Fähigkeit von Ecklonia cava, das Haarwachstum zu stimulieren, wurde zuerst in Tierversuchen erkannt. Man hat die Haarfollikel – also den schützenden Haarbalg um die Haarwurzel – von Mäusen über 21 Tage mit einem Extrakt behandelt, der mehr als 35 Prozent des aus der Wunderalge stammenden sekundären Pflanzenstoffs Dieckol enthielt. Die Wirkung war erstaunlich: Der Extrakt bewirkte die Vermehrung der dermalen Papillenzellen, also der Zellen, die für die Haarproduktion verantwortlich sind.

Gleichzeitig hemmte dieser Ecklonia-cava-Extrakt die Enzym5α-Reduktase, die Testosteron in seine biologisch aktivste Form Dihydrotestosteron umwandelt. Da eine erhöhte Aktivität dieses Enzyms für Haarausfall bei Männern verantwortlich gemacht wird, werden medikamentöse 5α-Reduktasehemmer auch zur Behandlung des erblich bedingten Haarausfalls verwendet. Das Ergebnis der Behandlung mit Ecklonia-cava-Extrakt war, dass Haarfaserlänge erhöht und das Haarwachstum stimuliert wurde (Kang 2012). Diese Ergebnisse wurden in einer weiteren Studie an Labormäusen bestätigt, die genetisch so verändert waren, dass sie als Modellorganismen für die Erforschung menschlicher Krankheiten eingesetzt werden können, sogenannte C57BL/6-Mäuse. Sie wurden mit einem Ecklonia-cava-Extrakt behandelt, der reich am sekundären Pflanzenstoff Dioxinodehydroeckol war. Diese Ergebnisse zeigten, dass Ecklonia cava das Haarwachstum fördert, indem es das Wachstum der humanen dermalen Papillenzellen und der Zellen der äußeren Wurzelscheide, ein Bereich des Haarfollikels, fördert. Zudem hatte Ecklonia cava positiven Einfluss auf den sogenannten Insulin-like growth factor 1 in den dermalen Papillenzellen, der für das Zellwachstum sorgt (Bak 2013).

Die positive Wirkung von Ecklonia cava auf das Haarwachstum wurde auch in einer ganz aktuellen Studie bestätigt: Man hat menschliche Haarfollikel mit den Polyphenolen aus der Ecklonia cava behandelt und dann die Auswirkungen auf die Wachstumsfaktoren in den Hautpapillenzellen ausgewertet. Die Ergebnisse waren geradezu sensationell: Ecklonia cava verstärkte die Vermehrung der Hautpapillenzellen um beachtliche 30,3 Prozent! Zudem konnte eine Verlängerung des Haarschafts um 30,8 Prozent erreicht werden. Die für das Wachstum in den Haarzellen mitverantwortlichen Wachstumsfaktoren wurden ebenfalls erhöht: Der Insulin-like growth factor-1 um das 3,2-Fache und der „Vascular endothelial growth factor" (VEGF) um das 2,0-Fache. Auch die Senkung des oxidativen Stresses' in den Hautpapillenzellen wurde gesenkt. Die Forscher kamen vor diesem Hintergrund zu der Einschätzung, dass Ecklonia cava das menschliche Haarwachstum verbessern kann (Shin 2016).

Anwendung

Ecklonia cava ist eine essbare Braunalge. Der Algenverzehr ist in Europa nicht so verbreitet, in Asien dagegen umso mehr. Dort gehören Algen fast zu jeder Mahlzeit. Vielleicht erklärt das ja, warum Asiaten meist jünger aussehen als sie sind. Zumindest trägt der tägliche Algenverzehr zum Beispiel bei den Japanern ganz sicher zu deren höherer Lebenserwartung bei. Sie können Ecklonia cava also sehr gut als Salat oder ,Gemüsebeilage' zu einem Hauptgericht verzehren. Einige Rezepte für Speisen mit Ecklonia cava finden Sie weiter unten.

Da es aber nicht ganz einfach sein dürfte, in Europa die vor der koreanischen Küste wachsende Ecklonia cava regelmäßig in frischer Form zu bekommen, und der Verzehr von frischen Algen auch nicht jedermanns Sache ist, bietet sich die Einnahme des Ecklonia-cava-Extrakts in Kapselform an. Hier gibt es in Deutschland bisher noch wenige Anbieter. Sie sollten unbedingt darauf achten, dass es sich um einen hochwertigen und rückstandsgeprüften Extrakt handelt. Die Betonung liegt hier auf dem Wort Extrakt: Die in diesem Buch vorgestellten Studien zeigen, dass Ecklonia cava eine ganze Reihe von sekundären Pflanzenstoffen enthält, die eine gesundheitsfördernde Wirkung auf unseren Organismus entfalten. Daher ist es besser, einen Extrakt zu nehmen, der alle diese Substanzen enthält, die dann synergistisch zusammenwirken können, als einen isolierten sekundären Pflanzenstoff wie zum Beispiel nur Dieckol zu wählen. Pro Tag ist die Einnahme von 350 mg Ecklonia-cava-Extrakt zu empfehlen. Die Kapseln sollten am besten morgens oder abends mit viel Flüssigkeit eingenommen werden.

Bioverfügbarkeit

Die Bioverfügbarkeit beschreibt den Grad, mit dem ein Mikronährstoff vom Körper aufgenommen und verwertet wird. Nur wenn er gut bioverfügbar ist oder gemacht wird, ist er auch wirklich von gesundheitlichem Nutzen. So ist zum Beispiel das Curcumin, ein fantastischer sekundärer Pflanzenstoff aus der Kurkuma-Wurzel mit antientzündlichen, antioxidativen, antitumoralen und vielen weiteren positiven Effekten, leider nicht besonders bioverfügbar, weil er fettlöslich ist und in der wässrigen Atmosphäre des Darms nur schwer aufgenommen werden kann. Die Forschungslage zur Bioverfügbarkeit von sekundären Pflanzenstoffen ist insgesamt noch recht übersichtlich (ich empfehle hier das Buch „Darm und sekundäre Pflanzenstoffe" von Irmler und Wolz).

Auch die Forschung zur Bioverfügbarkeit der Phlorotannine – also der sekundären Pflanzenstoffe aus
Braunalgen wie der Ecklonia cava – steht noch ganz
am Anfang. Allerdings wurde jetzt in einer durch die
Europäische Union finanzierten Studie herausgefunden, dass diese Phlorotannine gut aufgenommen
werden: Sie werden metabolisiert (also verstoffwechselt) im Dickdarm absorbiert und können dann ihr
gesundheitliches Potenzial umsetzen. In dieser Studie
wurde der Extrakt einer schottischen Braunalgenart
(Ascophyllum nodosum) in vitro und in 24 gesunden Probanden analysiert. Sie nahmen je eine Kapsel
mit 101,89 mg Polyphenolen ein. Anschließend wurden regelmäßig Urin und Blutplasma untersucht.
Dabei zeigte sich acht Stunden nach der Einnahme
eine signifikante Zunahme des Zytokins IL-8 (Inter-
leukin-8), ein Botenstoff, der bei Entzündungen eine
Rolle spielt. Daraus folgerten die Forscher, dass die
sekundären Pflanzenstoffe der Braunalge nicht nur
verwertet wurden, sondern dass sie auch eine entzündungshemmende Wirkung entfalteten (Corona
2016).

Sicherheit und Nebenwirkungen

Die Einnahme von Ecklonia-cava-Kapseln ist unbedenklich, da der Extrakt aus essbaren Algen und damit einem Lebensmittel hergestellt wird. Eine Toxizität wurde bisher auf keiner Ebene gefunden. Auch Nebenwirkungen wurden in den entsprechenden klinischen Studien nicht festgestellt. Lediglich in der Studie zur Fibromyalgie gab es bei Patienten, die ohnehin zu Durchfall neigen, eine leichte Tendenz zu Durchfall. Wechselwirkungen mit anderen Substanzen oder Medikamenten sind nicht bekannt. Es sollte aber an dieser Stelle noch erwähnt werden, dass Algen und Algenprodukte (auch Chlorella und Spirulina) nicht selten schadstoffbelastet sind. Denn Algen fischen nicht nur Mineralstoffe, sondern auch Schwermetalle und andere Schadstoffe aus dem Wasser. Daher sollen Sie beim Kauf der Algen darauf achten, dass der Anbieter regelmäßige Schadstoffkontrollen durchführt.

Rezepte

Die einfachste Art, Ecklonia cava aufzunehmen, ist sicher der Verzehr einer Kapsel – zumal wenn diese einen hochwertigen und konzentrierten Extrakt enthält. Eine therapeutische Gabe von Ecklonia cava ist mit dem Verzehr der kompletten Alge auf Dauer kaum möglich. Hinzu kommt, dass das Kochen mit Algen bei uns in Europa noch nicht so bekannt und daher ungewohnt ist. In der von japanischen Einflüssen bestimmten makrobiotischen Küche gehören Algen dagegen zu den gängigen Zutaten. Aber keine Angst: Die Zubereitung ist nicht schwierig und auch europäische Gerichte lassen sich durch Algen bereichern.

In Asia- oder Bio-Läden werden Algen meist in getrockneter Form angeboten. Weil sich in der Tüte immer noch ein paar Sandkörner und Muschelschalenstückchen befinden könnten, sollte man die Algen dann zunächst waschen. Danach kommt Einweichen, bei der Ecklonia cava zehn bis fünfzehn Minuten. Aber Achtung: Zu lange Einweichzeiten verringern den Eigengeschmack der Algen. Die weitere Nutzung hängt dann von dem jeweiligen Gericht ab. Sie können Ecklonia cava klein schneiden und dann direkt in einen Salat geben oder bei der Kombination mit einem Gemüsegericht kurz mitkochen. Man kann Algen auch als Pickles sauer einlegen oder in der Pfanne anbraten und dünsten. Im Folgenden habe ich noch ein paar konkrete Rezepte aufgeführt:

Ecklonia-cava-Salat

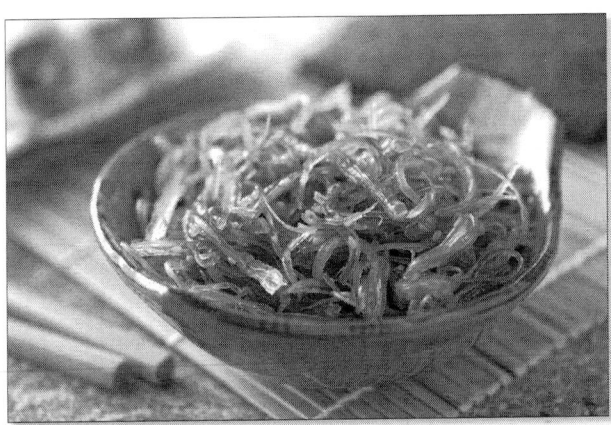

Dieser Salat ist sehr schnell und einfach zuzubereiten und nicht nur nahrhaft, sondern auch lecker.

ZUTATEN:

Blattsalat
Zwiebeln
Ecklonia-cava-Algen
Zitronensaft oder Essig
Meersalz
Olivenöl

Blattsalat in Stücke zerreißen. Zwiebel in sehr dünne und feine Scheiben schneiden, dann zerhacken und mit dem Salat mischen. Die Ecklonia-cava-Algen leicht anrösten, bis sie kräuseln und krümelig werden. Den Salat mit ein paar Tropfen Olivenöl und dem Zitronensaft bzw. Essig und Salz anmachen. Dann die Ecklonia cava auf dem Salat verteilen und servieren.

Japanische Soba-Suppe

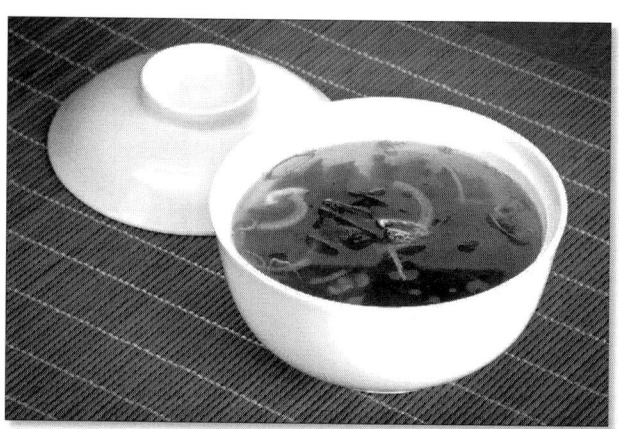

Für diese in Japan sehr beliebte Suppe aus dünnen, braun-grau gekochten Nudeln aus Soba, einer Art Buchweizen, nimmt man in der Regel die Wakame-Alge, sie kann aber alternativ auch mit Ecklonia cava

zubereitet werden. Positiv ist hier, dass Soba normalerweise glutenfrei ist – prüfen Sie aber vorsichtshal-
ber das Etikett, weil nicht alle Soba-Produkte wei-
zenfrei sind.

ZUTATEN:

1 Stück	Kombu (essbarer Seetang)
1 Stück	Ecklonia cava
1 Stück	Ingwerwurzel (ca. 2,5 cm), geschält und gerieben
1	Zwiebel, gehackt
1	Karotte, in Scheiben geschnitten
1/4 – 1/2 Pfund	Soba (Buchweizennudeln)
1/4 Tasse	Mugi Miso
3 Tassen	Wasser

ZUBEREITUNG:

Waschen Sie Kombu und Ecklonia cava in einem
Topf mit dem Wasser. Geben Sie den Ingwer hinzu
und lassen Sie das Ganze bei leichter Hitze ca. 10 bis
20 Minuten kochen. Danach nehmen Sie die Algen
heraus und spülen sie ab. Zerschneiden Sie die Ecklonia cava in kleinere Teile und geben Sie sie zurück
in den Topf mit Wasser. Die Zwiebel kurz anbraten,

bis sie transparent ist und dann zusammen mit der Karotte für 5 Minuten leicht kochen. Dann geben Sie die Soba-Nudeln in das kochende Wasser und gießen eine Tasse kaltes Wasser hinzu. Wiederholen Sie diesen Vorgang drei Mal mit insgesamt drei Tassen Wasser. Nach weiteren 5 Minuten kochen nehmen Sie die Nudeln vom Herd. Für den Geschmack geben Sie nun noch Miso-Paste hinzu – das Miso nicht kochen, damit die darin enthaltenen Enzyme nicht zerstört werden. Das Miso bei geschlossenem Deckel fünf Minuten einziehen lassen. Zum Schluss zur Garnierung gebratenen Tofu auf die Suppe streuen.

Gebackenes Gemüse

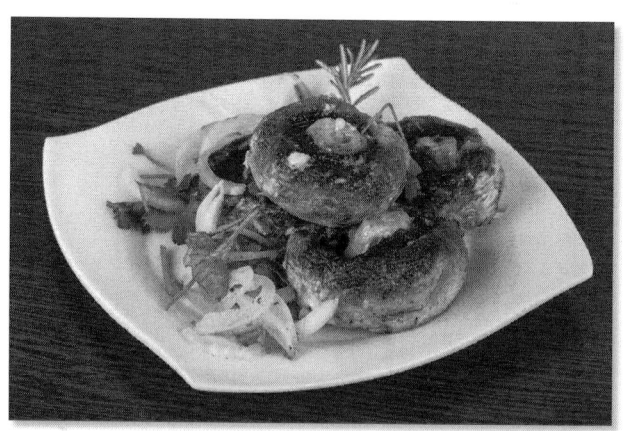

ZUTATEN:

1 Stück	Ecklonia cava
1 große	Zwiebel, halbiert und in Halbmonde geschnitten
½	Weißkohl- oder Wirsingkopf in schmale Streifen geschnitten
3	Karotten, gewürfelt
300 g	Kürbis, gewürfelt
2 EL	Sojasoße

ZUBEREITUNG:

Ecklonia cava in einem tiefen Teller 15 Minuten einweichen und danach in 2 cm große Stücke schneiden. Das Gemüse zusammen mit Ecklonia cava in eine Auflaufform geben, die Sojasoße mit einer Tasse Wasser verdünnen und über das Gemüse gießen. Danach einen Deckel auf die Auflaufform und im vorgeheizten Ofen bei 190 Grad backen, bis nach etwa 45 Minuten das Gemüse weich ist. Bei Bedarf kann Wasser nachgegossen werden.

ZUSAMMENFASSUNG:

Nutzen Sie die Wunderalge

Ecklonia-cava-Extrakt ist ein einzigartiger auf Braunalgen basierender Komplex aus den sekundären Pflanzenstoffen der Polyphenole und Phlorotannine. Er ist das Ergebnis aus über 20 Jahren Forschung und mehr als 35 Millionen Dollar Forschungsgeldern. In der wissenschaftlichen Literatur findet man mittlerweile hunderte von Artikeln über die positive Wirkung der Ecklonia cava auf die menschliche Gesundheit.

Besonders die Unterstützung des antioxidativen Entgiftungssystems und die metabolischen Wirkungen haben dazu geführt, dass der Ecklonia cava „lebensverlängernde" oder „verjüngende" Effekte nachgesagt werden. Zahlreiche wissenschaftlichen Untersuchungen (in vitro, in vivo Tiermodell-Test und klinische Studien am Menschen) unterstützen die folgenden Wirkaussagen zu Ecklonia cava:

» *Starkes Anti-Oxidationsmittel: Ausleitung von Fetten, Kalzium und Cholesterin sowie freien Radikalen aus dem kardiovaskulären System*
   ⊃ ***Verringerung des Risikos kardiovaskulärer Ereignisse wie Schlaganfall***

» *Starke Anti-Plasmin-Hemmwirkung, d.h., das Blut wird verdünnt und homogenisiert*
  ⊃ Blutdruck wird gesenkt

» *Starker Elastase-Agonisten-Effekt, dadurch wird die Gefäß-Flexibilität erhöht und der Blutdruck normalisiert*
  ⊃ Besserer Blutfluss, Förderung der Gefäßgesundheit

» *Signifikante entzündungshemmende Effekte durch Hemmung des NF-kB-Entzündungssignalweges*
  ⊃ Entzündungshemmung und Normalisierung der Blutzuckerwerte

» *Signifikante schmerzlindernde (analgetische) Effekte durch die Hemmung der Expression des COX-Enzyms*
  ⊃ Schmerzlinderung bei Arthritis sowie bei Neuropathien (Fibromyalgie, Chronisches Erschöpfungssyndrom)

» *Herunterregulierung des DGAT-Enzyms, das für den Fettstoffwechsel verantwortlich ist, um 60 Prozent*
  ⊃ Unterstützung bei der Gewichtsreduktion

» *Signifikante Erhöhung des Blutflusses im Gehirn in Kombination mit signifikanter Zunahme der Alpha-Hirn-Wellen und der parasympathischen Nervenreaktion*
  ⊃ Erhöhung der Wachsamkeit und Konzentrationsfähigkeit

» *40-prozentige Hemmung der Beta-Amyloid-Hirn-Plaque-Bildung bei Säugetieren, kombiniert mit einem Anstieg von 40 Prozent Acetylcholin und einer Reduktion von 60 bis 80 Prozent AchE.*
⊃ **Verbesserung der Gedächtnisleistung und Prävention von Alzheimer und Demenz**

» *Anti-Tumoreffekte*
⊃ **Krebsprävention**

» *Verbesserte Produktion von HGH, GABA, Noripenepherin und Serotoninspiegel*
⊃ **Unterstützung einer gesunden Psyche**

» *Hemmung der kollagenabbauenden Enzyme der Matrix-Metalloproteinasen*
⊃ **Verlangsamung der Hautalterung**

Das besonderes und wirkungssteigernde der Ecklonia-cava-Polyphenole ist, dass diese sekundären Pflanzenstoffe aus dem Meer auch wasserunlösliche Bestandteile besitzen. Im Gegensatz zu praktisch allen landbasierten Polyphenolen (einschließlich Catechinen aus grünem Tee und Resveratrol), die hydrophil – also wasserlöslich – sind, ermöglicht die hydrophobe Struktur, dass die Polyphenole der Ecklonia cava die Blut-Hirn-Schranke überwinden können. Dadurch können Sie direkt zur Verbesserung der mentalen Fähigkeiten und der Gedächtnisleistung beitragen, sogar – das konnte zumindest im Tiermodell nachgewiesen werden – bei Morbus Alzheimer.

Zudem hat die antioxidative Fähigkeit der Ecklonia-cava-Polyphenole eine deutlich höhere Halbwertzeit im Stoffwechsel eines Säugers als die bekannten wasserlöslichen, landbasierten Polyphenole. So sind die Polyphenole der Ecklonia cava rund zwölf Stunden im Stoffwechsel antioxidativ aktiv, während es bei den landbasierenden Polyphenolquellen nur etwa 30 Minuten sind. So liegt das Antioxidations-Potenzial der Ecklonia cava gemäß dem ORAC-Scor bei 8300 und ist damit deutlich höher als die meisten bekannten landbasierten Polyphenole.

Auf Basis von doppelblinden, Placebo-kontrollierten klinischen Studien mit Ecklonia-cava-Kapsel-Produkten kann ein hohes Maß an Sicherheit und Wirksamkeit für die folgenden medizinischen Indikationen unterstellt werden:

1. *Blutdrucksenkung bei hypertonischen Herz-Kreislauf-Patienten*

2. *Schmerzlinderung bei osteoarthritischen Patienten (vergleichbar mit den COX-2-Inhibitoren)*

3. *Gewichtsreduktion bei fettleibigen und normalen Patienten*

4. *Verbesserung der Erektionsfähigkeit bei Männern mit erektiler Dysfunktion*

5. *Schmerzlinderung bei neuropathischen Schmerzpatienten (d.h. Neuralgie, 40% Neuropathie)*

6. *Major-Multi-Symptom-Management (d.h. Schmerzreduktion [-31%], Ermüdung [-56%], Schlafstörungen [-62%]) für Fibromyalgie-Patienten*

Glossar

Acetylcholin	Neurotransmitter
Adipogenese	Neubildung von Fettzellen
Adipozyten	Fettzellen
Adipozytokine	Entzündungsfördernde Botenstoffe, die von Fettzellen ausgeschüttet werden
Alopezie	Gesteigerter Haarausfall
Alpha-Amylase	Verdauungsenzym
Alpha-Glukosidase	Verdauungsenzym
analgetisch	schmerzlindernd
Angiogenese	Neubildung von Blutgefäßen (durch Tumor)
antiinflammatorisch	antientzündlich
antitumoral	Gegen einen Tumor gerichtet
antihypertensiv	blutdrucksenkend
Apoptose	programmierter Zelltod

Atherogenese	Entstehung und Entwicklung der Arteriosklerose
Dermis	Außenhaut
Dilatation	Erweiterung
Endothel	Innenwand von Blutgefäßen
Erektile Dysfunktion	Erektionsstörungen
extravasal	Außerhalb des Blutgefäßes
Fibroblasten	Stammzellen der Haut
Glukotoxizität	Schädigungen durch hohen Blutzucker in Verbindung mit vermehrter Bildung von reaktiven Sauerstoffradikalen
Gluthation	Antioxidans
hepatotoxisch	lebergiftig
inhibieren / Inhibitor	hemmen / Hemmer
kardiovaskulär	Herz und Kreislauf betreffend
Koagulation	Verklumpung
kranial	zum Kopf hin
inflammatorisch	entzündlich
Keratinozyten	hornbildende Zellen
Lipidakkumulation	Fettanreicherung
Lipidperoxidation	Abbau von Fettsäuren
Lipogenese	Produktion von Fettsäuren
Matrix-Metalloproteinase 1	Enzym, das extrazelluläre Matrix abbaut, z.B. Kollagen
Melanogenese	Prozess der Produktion von Melanin
Mitochondrien	Zellkraftwerke
Mortalitätsrate	Sterberate
Myoblasten	Muskelstammzellen
Neuroinflammation	Entzündung der Nervenzellen
Pathogenese	Entstehung einer Erkrankung
Phagozyten	Fresszellen des Immunsystems

phyto-	Pflanzlich
Polyphenole	Gruppe von sekundären Pflanzenstoffen
postprandiale Hypergly-kämie	Starker Blutzuckeranstieg nach dem Essen
proteolytisch	eiweißabbauend
Sekundäre Pflanzenstoffe	Schutzstoffe der Pflanzen, die auch für den Menschen eine positive Wirkung haben
Sepsis	Lebensbedrohliche, komplexe systemische Immunreaktion, die durch eine Infektion mit Krankheitserregern ausgelöst wird
topisch	äußerlich
Toxizität	Giftigkeit
Tumorkachexie	Auszehrung durch Krebserkrankung
Vasodilatation	Erweiterung der Blutgefäße
Viskosität	Zähflüssigkeit
Zytokine	Botenstoffe
zytoprotektiv	zellschützend
zytotoxisch	zellgiftig

Abkürzungsverzeichnis

ACE	Angiotensin Converting Enzyme
ARE	
ASS	Acetylsalicylsäure
ATP	Adenosintriphosphat
BMI	Body-Mass-Index
COX	Cyclooxygenase
DGAT	Diglycerid Acyltransferase
DNA	deoxyribonucleic acid (= Desoxyribonukleinsäure)
EEG	Elektroenzephalografie
EGCG	Epigallocatechingallat,
FMD	Flow-mediated dilatation
GABA	gamma-Aminobutyric acid (= γ-Aminobuttersäure)
HDL	High Density Lipoprotein
LDL	Low Density Lipoprotein
MMP	Matrix-Metalloproteasen
MMSE	Mini Mental State Examination
NIA	National Institute of Aging
NMD	Nitro-mediated dilation
NO	Stickstoffmonoxid
NrF2 / NFE2L2	Nuclear Factor, Erythroid 2
OPC	oligomere Procyanidine
ORAC	Oxygen Radical Absorbance Capacity
PGE2	Prostaglandin E2
VEGF	Vaskulärer Endothelialer Growth Factor
WHO	World Health Organisation

Literatur

Ahn, M. J.; Yoon, K. D.; Min, S. Y.; Lee, J. S.; Kim, J. H.; Kim, T. G.; Kim, S. H.; Kim, N. G.; Huh, H.; Kim, J. (2004). „Inhibition of HIV-1 reverse transcriptase and protease by phlorotannins from the brown alga Ecklonia cava". Biological & Pharmaceutical Bulletin 27 (4): 544–547. doi:10.1248/bpb.27.544 PMID 15056863

Ahn, G. et al.: The JNk/NFkappaB pathway is required to activate murine lymphocytes induced by a sulfated polysaccharide from Ecklonia cava. Biochim Biophys Acta. 2013 Mar;1830(3):2820-9.

Ahn, G. et al.: A sulfated polysaccharide of Ecklonia cava inhibits the growth of colon cancer cells by inducing apoptosis. EXCLI J. 2015 Feb 24;14:294-306. doi: 10.17179/excli2014-676. eCollection 2015.

Ahn, J.H. et al.: Dieckol, isolated from the edible brown algae Ecklonia cava, induces apoptosis of ovarian cancer cells and inhibits tumor xenograft growth. J Cancer Res Clin Oncol. 2015 Feb;141(2):255-68. doi: 10.1007/s00432-014-1819-8. Epub 2014 Sep 13.

Bae, M.J. et al.: Evaluation of Effective MMP Inhibitors from Eight Different Brown Algae in Human Fibrosarcoma HT1080 Cells. Prev Nutr Food Sci. 2015 Sep;20(3):153-61. doi: 10.3746/pnf.2015.20.3.153. Epub 2015 Sep 30.

Bak, S.S. et al.: Ecklonia cava promotes hair growth. Clin Exp Dermatol. 2013 Dec;38(8):904-10. doi: 10.1111/ced.12120.

Baumgarten, G. et al.: Cytokines as emerging targets in the treatment of heart failure. Trends Cardiovasc Med 2000; 10: 216-223.

Becker, A.J. et al. (1): Plasma levels of angiotensin II during different penile conditions in the cavernous and sy stemic blood of healthy men and patients with erectile dysfunction. Urology. 2001 Nov;58(5):805-10.

Becker, A.J. et al. (2): Possible role of bradykinin and angiotensin II in the regulation of penile erection and detumescence. Urology. 2001 Jan;57(1):193-8.

Cao, R.A, Lee, Y., You, S.: Water soluble sulfated-fucans with immune-enhancing properties from Ecklonia cava. Int J Biol Macromol. 2014 Jun;67:303-11. doi: 10.1016/j.ijbiomac.2014.03.019. Epub 2014 Mar 21.

Cases, S. et al.: Identification of a gene encoding an acyl CoA:diacylglycerol acyltransferase, a key enzyme in triacylglycerol synthesis. Proc Natl Acad Sci U S A. 1998 Oct 27;95(22):13018-23.

Castelli, W.P. et al.: Incidence of coronary heart disease and lipoprotein cholesterol levels. The Framingham Study. JAMA. 1986 Nov 28;256(20):2835-8.

Chen, H.C. u. Farese, R.V. Jr.: Inhibition of triglyceride synthesis as a treatment strategy for obesity: lessons from DGAT1-deficient mice. Arterioscler Thromb Vasc Biol. 2005 Mar;25(3):482-6. Epub 2004 Nov 29.

Cheng, D. et al.: Acylation of acylglycerols by acyl coenzyme A:diacylglycerol acyltransferase 1 (DGAT1). Functional importance of DGAT1 in the intestinal fat absorption. J Biol Chem. 2008 Oct 31;283(44):29802-11. doi: 10.1074/jbc.M800494200. Epub 2008 Sep 3.

Choi, J.S. et al.: In vitro antibacterial and anti-inflammatory properties of seaweed extracts against acne inducing bacteria, Propionibacterium acnes. J Environ Biol. 2011 May;32(3):313-8.

Choi, B.W. et al.: Multifunctional activity of polyphenolic compounds associated with a potential for Alzheimer's disease therapy from Ecklonia cava. Phytother Res. 2015 Apr;29(4):549-53. doi: 10.1002/ptr.5282. Epub 2015 Jan 14.

Choi, H.S. et al.: Dieckol, a major phlorotannin in Ecklonia cava, suppresses lipid accumulation in the adipocytes of high-fat diet-fed zebrafish and mice: Inhibition of early adipogenesis via cell-cycle arrest and AMPKα activation. Mol Nutr Food Res. 2015 Aug;59(8):1458-71. doi: 10.1002/mnfr.201500021. Epub 2015 May 28.

Corona, G. et al.: Gastrointestinal modifications and bioavailability of brown seaweed phlorotannins and effects on inflammatory markers. British Journal of Nutrition. Volume 115, Issue 7, April 2016, pp. 1240-1253

Cui, Y. et al.: Dieckol Attenuates Microglia-mediated Neuronal Cell Death via ERK, Akt and NADPH Oxidase-mediated Pathways. Korean J Physiol Pharmacol. 2015 May;19(3):219-28. doi: 10.4196/kjpp.2015.19.3.219. Epub 2015 Apr 30.

De Angelis, L. et al.: Erectile and endothelial dysfunction in Type II diabetes: a possible link. Diabetologia. 2001 Sep;44(9):1155-60.

Deutsche Gesellschaft für Ernährung e.V. (DGE), Presseinformation: Presse, DGE aktuell 06/2015 vom 09. Juni, DGE aktuell: Sekundäre Pflanzenstoffe und ihre Wirkungen auf die Gesundheit: Farbenfrohe Vielfalt mit Potenzial

Déziel, B.A. et al.: Proanthocyanidins from the American Cranberry (Vaccinium macrocarpon) inhibit matrix metalloproteinase-2 and matrix metalloproteinase-9 activity in human prostate cancer cells via alterations in multiple cellular signalling pathways. J Cell Biochem. 2010 Oct 15;111(3):742-54. doi: 10.1002/jcb.22761.

Dorrance AM, Lewis RW, Mills TM.: Captopril Treatment Reverses Erectile Dysfunction In Male Stroke Prone Spontaneously Hypertensive Rats." Int J Impot Res. 2002 Dec;14(6):494-7

Eo, H. et al.: Brown Alga Ecklonia cava polyphenol extract ameliorates hepatic lipogenesis, oxidative stress, and inflammation by activation of AMPK and SIRT1 in high-fat diet-induced obese mice. J Agric Food Chem. 2015 Jan 14;63(1):349-59.

Fukuyama, Y, et al.: Anti-plasmin inhibitor. VI. Structure of phlorofucofuroeckol A, a novel phlorotannin with both dibenzo-1,4-dioxin and dibenzofuran elements, from Ecklonia kurome Okamura. Chem Pharm Bull (Tokyo). 1990 Jan;38(1):133-5.

Fukuyama, Y. et al.: Structure Of An Anti-Plasmin Inhibitor, Eckol, Isolated From The Brown Alga Ecklonia Kurome Okamura And Inhibitory Activities Of Its Derivatives On Plasmin Inhibitors. Chem. Pharm. Bull. 37: 349-353 (1989)

Hamed, E.A. et al.: Role Of Some Vasoactive Mediators In Patients With Erectile Dysfunction: Their Relationship With Angiotensin-Converting Enzyme And Growth Hormone. Int J Impot Res. 2003 Dec;15(6):418-25.

Ha, D. et al.: Phloroglucinol protects small intestines of mice from ionizing radiation by regulating apoptosis-related molecules: a comparative immunohistochemical study. J Histochem Cytochem. 2013 Jan;61(1):63-74. doi: 10.1369/0022155412468426. Epub 2012 Nov 1.

Heo, S.J.: Effect of phlorotannins isolated from Ecklonia cava on melanogenesis and their protective effect against photo-oxidative stress induced by UV-B radiation. Toxicol In Vitro. 2009 Sep;23(6):1123-30. doi: 10.1016/j.tiv.2009.05.013. Epub 2009 May 31.

Hong, J.H. et al.: Antihypertensive Effect of Ecklonia cava Extract. Korean Journal Phaarmacogn. 37(3): 200-205 (2006)

Hwang, H. et al.: Photochemoprevention of UVB–induced skin carcinogenesis in SKH-1 mice by brown algae polyphenols. International Journal of Cancer: 119, 2742-2749 (2006).

Hwang, H. et al.: Suppression of iNOS Expression by Phlorotannins in Chronic Exposure of Skin to UVB Radiation. Laboratory Animal Research 2005; 21(4), 385-389.

Jang, J. et al.: Photo-oxidative stress by ultraviolet-B radiation and antioxidative defense of eckstolonol in human keratinocytes. Environ Toxicol Pharmacol. 2012 Nov;34(3):926-34. doi: 10.1016/j.etap.2012.08.003. Epub 2012 Aug 30.

Jang, S.K. et al.: The anti-aging properties of a human placental hydrolysate combined with dieckol isolated from Ecklonia cava. BMC Complement Altern Med. 2015 Oct 5;15:345. doi: 10.1186/s12906-015-0876-0.

Jeon, H. et al.: Seapolynol Extracted from Ecklonia cava Inhibits Adipocyte Differentiation in Vitro and Decreases Fat Accumulation in Vivo. Molecules. 2015 Dec 4;20(12):21715-31. doi: 10.3390/molecules201219796.

Joe, M.J.: The inhibitory effects of eckol and dieckol from Ecklonia stolonifera on the expression of matrix metalloproteinase-1 in human dermal fibroblasts. Biol Pharm Bull. 2006 Aug;29(8):1735-9.

Jung, H.A. et al.: nhibitory activities of extracts from several kinds of seaweeds and phlorotannins from the brown alga Ecklonia stolonifera on glucose-mediated protein damage and rat lens aldose reductase. Fish Sci (2008) 74: 1363. doi:10.1111/j.1444-2906.2008.01670.x

Jung, H.A. et al.: Protective effect of the edible brown alga Ecklonia stolonifera on doxorubicin-induced hepatotoxicity in primary rat hepatocytes. J Pharm Pharmacol. 2014 Aug;66(8):1180-8. doi: 10.1111/jphp.12241. Epub 2014 Mar 13.

Kang, K. et al.: Antioxidative properties of brown algae polyphenolics and their

perspectives as chemopreventive agents against vascular risk factors. Arch Pharm Res. 2003 Apr;26(4):286-93.

Kang, K. et al.: Antioxidant and antiinflammatory activities of ventol, a phlorotannin-rich natural agent derived from Ecklonia cava, and its effect on proteoglycan degradation in cartilage explant culture. Research communications in molecular pathology and pharmacology. 2004, 115-116: 77–95. PMID 17564307

Kang, K.A. et al.: Inhibitory effects of triphlorethol-A on MMP-1 induced by oxidative stress in human keratinocytes via ERK and AP-1 inhibition. J Toxicol Environ Health A. 2008;71(15):992-9. doi: 10.1080/01932690801934653.

Kang, J.I. et al.: Effect of Dieckol, a component of Ecklonia cava, on the promotion of hair growth. Int J Mol Sci. 2012;13(5):6407-23. doi: 10.3390/ijms13056407. Epub 2012 May 23.

Kang, M.C. et al.: Protective effect of marine algae phlorotannins against AAPH-induced oxidative stress in zebrafish embryo. Food Chem. 2013 Jun 1;138(2-3):950-5. doi: 10.1016/j.foodchem.2012.11.005. Epub 2012 Nov 12.

Kang, M.C. et al.: Dieckol isolated from brown seaweed Ecklonia cava attenuates type II diabetes in db/db mouse model. Food Chem Toxicol. 2013 Mar;53:294-8. doi: 10.1016/j.fct.2012.12.012. Epub 2012 Dec 20.

Kang, I.J. et al.: Phlorotannin-rich Ecklonia cava reduces the production of beta-amyloid by modulating alpha- and gamma-secretase expression and activity. Neurotoxicology. 2013 Jan;34:16-24. doi: 10.1016/j.neuro.2012.09.013. Epub 2012 Oct 4.

Kang, N.J. et al.: Dieckol, a Component of Ecklonia cava, Suppresses the Production of MDC/CCL22 via Down-Regulating STAT1 Pathway in Interferon-γ Stimulated HaCaT Human Keratinocytes. Biomol Ther (Seoul). 2015 May;23(3):238-44. doi: 10.4062/biomolther.2014.141. Epub 2015 May 1.

Karadeniz, F. et al.: Anti-HIV-1 activity of phlorotannin derivative 8,4'''-dieckol from Korean brown alga Ecklonia cava. Biosci Biotechnol Biochem. 2014;78(7):1151-8. doi: 10.1080/09168451.2014.923282. Epub 2014 Jun 12.

Kim, M.M.: Phlorotannins in Ecklonia cava extract inhibit matrix metalloproteinase activity. Life Sci. 2006 Sep 5;79(15):1436-43. Epub 2006 May 7.

Kim, J.H. et al.: Protective efficacy of an Ecklonia cava extract used to treat transient focal ischemia of the rat brain. Anat Cell Biol. 2012 Jun;45(2):103-13. doi: 10.5115/acb.2012.45.2.103. Epub 2012 Jun 30.

Kim, K.C. et al.: Fucodiphlorethol G Purified from Ecklonia cava Suppresses Ultraviolet B Radiation-Induced Oxidative Stress and Cellular Damage. Biomol Ther (Seoul). 2014 Jul;22(4):301-7. doi: 10.4062/biomolther.2014.044.

Kim, J.G. et al.: The edible brown seaweed Ecklonia cava reduces hypersensitivity in postoperative and neuropathic pain models in rats. Molecules. 2014 Jun 10;19(6):7669-78. doi: 10.3390/molecules19067669.

Kim, K.C. et al.: Triphlorethol-A from Ecklonia cava up-regulates the oxidant sensitive 8-oxoguanine DNA glycosylase 1. Mar Drugs. 2014 Oct 28;12(11):5357-71. doi: 10.3390/md12115357.

Kim, H. et al.: Evaluation of inhibitory effect of phlorotannins from Ecklonia cava on triglyceride accumulation in adipocyte. J Agric Food Chem. 2013 Sep 11;61(36):8541-7. doi: 10.1021/jf401454m. Epub 2013 Aug 30.

Kim, H.K.: Ecklonia cava Inhibits Glucose Absorption and Stimulates Insulin Secretion in Streptozotocin-Induced Diabetic Mice. Evid Based Complement Alternat Med. 2012;2012:439294. doi: 10.1155/2012/439294. Epub 2012 May 8.

Kim, A.D. et al.: Cytoprotective effect of eckol against oxidative stress-induced mitochondrial dysfunction: involvement of the FoxO3a/AMPK pathway. J Cell Biochem. 2014 Aug;115(8):1403-11. doi: 10.1002/jcb.24790.

Kim, E.K. et al.: First evidence that Ecklonia cava-derived dieckol attenuates MCF-7 human breast carcinoma cell migration. Mar Drugs. 2015 Mar 30;13(4):1785-97. doi: 10.3390/md13041785.

Ko, S.C. et al.: Dieckol, a phlorotannin isolated from a brown seaweed, Ecklonia cava, inhibits adipogenesis through AMP-activated protein kinase (AMPK) activation in 3T3-L1 preadipocytes. Environ Toxicol Pharmacol. 2013 Nov;36(3):1253-60. doi: 10.1016/j.etap.2013.10.011. Epub 2013 Oct 23.

Kong, C.S.: 1-(3',5'-dihydroxyphenoxy)-7-(2",4",6-trihydroxyphenoxy)-2,4,9-trihydroxydibenzo-1,4-dioxin inhibits adipocyte differentiation of 3T3-L1 fibroblasts. Mar Biotechnol (NY). 2010 Jun;12(3):299-307. doi: 10.1007/s10126-009-9224-z. Epub 2009 Aug 13

Kwon, H.J.: In vitro antiviral activity of phlorotannins isolated from Ecklonia cava against porcine epidemic diarrhea coronavirus infection and hemagglutination. Bioorg Med Chem. 2013 Aug 1;21(15):4706-13. doi: 10.1016/j.bmc.2013.04.085. Epub 2013 May 14.

Lee, S.H., Han, S.B., Baik, J.Y.: The Influence Of V NP Intake On The Symptoms Of Osteoarthritis Of The Knee Joint. Clinical Report By Department Of Orthopedic Surgery, Anam Hospital, Korea University Medical Center

Lee, H.: Composition For Prevention And Improvement Of Dementia And Promotion Of Memory, And Healthy Assistance Foodstuffs Containing The Composition" Korean Patent Application# 10-2003-88177

Lee, D.H.: Effects of Ecklonia cava polyphenol in individuals with hypercholesterolemia: a pilot study. J Med Food. 2012 Nov;15(11):1038-44. doi: 10.1089/jmf.2011.1996.

Lee, B.H., Stein, S.: Improvement Of Learning Behavior Of Mice By An Antiacetylcholinesterase And Neuroprotective Agent Nx42, A Laminariales-Alga Extract. Presented To The Pharm. Soc. Kor., Spring Conference (2004); Manuscript Submitted To Korean Journal Of Food Science And Technology.

Lee, SH. et al.: Molecular characteristics and anti-inflammatory activity of the fucoidan extracted from Ecklonia cava. Carbohydr Polym. 2012 Jun 20;89(2):599-606. doi: 10.1016/j.carbpol.2012.03.056. Epub 2012 Mar 28.

Lee, S.H. et al.: Dieckol isolated from Ecklonia cava protects against high-glucose induced damage to rat insulinoma cells by reducing oxidative stress and apoptosis. Biosci Biotechnol Biochem. 2012;76(8):1445-51. Epub 2012 Aug 7.

Lee, S.H. et al.: Anti-inflammatory effect of fucoidan extracted from Ecklonia cava in zebrafish model. Carbohydr Polym. 2013 Jan 30;92(1):84-9. doi: 10.1016/j.carbpol.2012.09.066. Epub 2012 Oct 2.

Lee, SH. et al.: Cytoprotective effect of dieckol on human endothelial progenitor cells (hEPCs) from oxidative stress-induced apoptosis. Free Radic Res. 2013 Jul;47(6-7):526-34. doi: 10.3109/10715762.2013.797080. Epub 2013 May 15.

Lee, W. et al.: Radio-protective effect of polysaccharides isolated from Lactobacillus brevis-fermented Ecklonia cava. Int J Biol Macromol. 2013 Jan;52:260-6. doi: 10.1016/j.ijbiomac.2012.10.004. Epub 2012 Oct 12.

Lee, W. et al.: A prebiotic effect of Ecklonia cava on the growth and mortality of olive flounder infected with pathogenic bacteria. Fish Shellfish Immunol. 2016 Apr;51:313-20. doi: 10.1016/j.fsi.2016.02.030. Epub 2016 Feb 26.

Lee, S.H., Jeon, Y.J.: Efficacy and safety of a dieckol-rich extract (AG-dieckol) of brown algae, Ecklonia cava, in pre-diabetic individuals: a double-blind, randomized, placebo-controlled clinical trial. Food Funct. 2015 Mar;6(3):853-8. doi: 10.1039/c4fo00940a.

Lee, H.A. et al.: Effect of Baechu Kimchi Added Ecklonia cava Extracts on High Glucose-induced Oxidative Stress in Human Umbilical Vein Endothelial Cells. Prev Nutr Food Sci. 2014 Sep;19(3):170-7. doi: 10.3746/pnf.2014.19.3.170.

Li, Y.; Qian, Z. J.; Ryu, B.; Lee, S. H.; Kim, M. M.; Kim, S. K. (2009). „Chemical components and its antioxidant properties in vitro: An edible marine brown alga, Ecklonia cava". Bioorganic & Medicinal Chemistry 17 (5): 1963–1973. doi:10.1016/j.bmc.2009.01.031 PMID 19201199

Li, Y.X. et al.: Dieckol as a novel anti-proliferative and anti-angiogenic agent and computational anti-angiogenic activity evaluation. Environ Toxicol Pharmacol. 2015 Jan;39(1):259-70. doi: 10.1016/j.etap.2014.11.027. Epub 2014 Dec 10.

Marks, L.S. et al.: Treatment of erectile dysfunction with sildenafil. Urology. 1999 Jan;53(1):19-24.

Martin, M.J. et al.: Serum cholesterol, blood pressure, and mortality: implications from a cohort of 361,662 men. Lancet. 1986 Oct 25;2(8513):933-6.

Myung, C.S. et al.: Improvement of Memory by Dieckol and Phlorofucofuroeckol in Ethanol-Treated Mice: Possible Involvement of the Inhibition of Acetylcholinesterase. Archives of Pharmacal Research Vol 28, No 6, 691-698, 2005

Park, E.Y.: Polyphenol-Rich Fraction of Brown Alga Ecklonia cava Collected from Gijang, Korea, Reduces Obesity and Glucose Levels in High-Fat Diet-Induced Obese Mice. Evid Based Complement Alternat Med. 2012;2012:418912. doi: 10.1155/2012/418912. Epub 2012 Jul 12.

Park, J.Y. et al.: Dieckol, a SARS-CoV 3CL(pro) inhibitor, isolated from the edible brown algae Ecklonia cava. Bioorg Med Chem. 2013 Jul 1;21(13):3730-7. doi: 10.1016/j.bmc.2013.04.026. Epub 2013 Apr 22.

Park, E.Y. et al.: Polyphenol-Rich Fraction of Ecklonia cava Improves Nonalcoholic Fatty Liver Disease in High Fat Diet-Fed Mice. Mar Drugs. 2015 Nov 12;13(11):6866-83. doi: 10.3390/md13116866.

Park, M.H. et al.: 6,6'-Bieckol protects insulinoma cells against high glucose-induced glucotoxicity by reducing oxidative stress and apoptosis. Fitoterapia. 2015 Oct;106:135-40. doi: 10.1016/j.fitote.2015.08.014. Epub 2015 Sep 4.

Piao, M.J. et al.: Eckol inhibits ultraviolet B-induced cell damage in human keratinocytes via a decrease in oxidative stress. Biol Pharm Bull. 2012;35(6):873-80.

Reuters-Meldung vom Mon Aug 27, 2007 | 8:34am EDT: Pfizer, Bristol finalize deal on metabolic drugs

Rowen, R.: New Antioxidant Fights Heart Disease, Lowers Cholesterol, and Beats Viagra. Second Opinion Newsletter, Vol XVI, No. 9, September 2006.

Ruehl, M.L. et al.: Protective Effects Of Inhibiting Both Blood And Vascular Selectins After Stroke And Reperfusion. Neurol Res. 2002 Apr;24(3):226-32.

Ryu, B. et al.: Dioxinodehydroeckol protects human keratinocyte cells from UVB-induced apoptosis modulated by related genes Bax/Bcl-2 and caspase pathway. J Photochem Photobiol B. 2015 Dec;153:352-7. doi: 10.1016/j.jphotobiol.2015.10.018. Epub 2015 Oct 25.

Shibata, T. et al.: T. Inhibitory Activity Of Brown Algal Phlorotannins Against Hyaluronidase. Int. J. Food Sci. Tech. 37: 703-709 (2002)

Shin, H.C. et al.: An antioxidative and antiinflammatory agent for potential treatment of osteoarthritis from Ecklonia cava. Arch Pharm Res. 2006 Feb;29(2):165-71.

Shin, H.C. et al.: Effects of 12-week oral supplementation of Ecklonia cava polyphenols on anthropometric and blood lipid parameters in overweight Korean individuals: a double-blind randomized clinical trial. Phytother Res. 2012 Mar;26(3):363-8. doi: 10.1002/ptr.3559. Epub 2011 Jun 30.

Shin, T.: Antioxidant marine algae phlorotannins and radioprotection: a review of experimental evidence. Acta Histochem. 2014 Jun;116(5):669-74. doi: 10.1016/j.acthis.2014.03.008. Epub 2014 Apr 21.

Shin H. et al.: Enhancement of Human Hair Growth Using Ecklonia cava Polyphenols. Ann Dermatol. 2016 Feb;28(1):15-21. doi: 10.5021/ad.2016.28.1.15. Epub 2016 Jan 28.

Takao, S. et al.: Projecting the impacts of rising seawater temperatures on the distribution of seaweeds around Japan under multiple climate change scenarios. Ecol Evol. 2015 Jan;5(1):213-23. doi: 10.1002/ece3.1358. Epub 2014 Dec 18.

Tsukada, H. et al.: Effects of acute acetylcholinesterase inhibition on the cerebral cholinergic neuronal system and cognitive function: Functional imaging of the conscious monkey brain using animal PET in combination with microdialysis. Synapse. 2004 Apr;52(1):1-10.

Thomas, N.V, Kim, S.K.: Potential pharmacological applications of polyphenolic derivatives from marine brown algae. Environ Toxicol Pharmacol. 2011 Nov;32(3):325-35. doi: 10.1016/j.etap.2011.09.004. Epub 2011 Sep 17.

Uhm, C.S. et al.: Effective treatment with fucoidin for perinatal hypoxic-ischemic encephalopathy in rats. Neurosci Lett. 2003 Dec 15;353(1):21-4.

Virag R, Floresco J, Richard C.: *Impairment Of Shear-Stress-Mediated Vasodilation Of Cavernous Arteries In Erectile Dysfunction. Int J Impot Res. 2004 Jan;16(1):39-42*

Wijesekara, I; Yoon, N.Y.; Kim, S.K.: *Phlorotannins from Ecklonia cava (Phaeophyceae): biological activities and potential health benefits. Biofactors. 2010 Nov-Dec;36(6):408-14. doi: 10.1002/biof.114. Epub 2010 Aug 27.*

Wijesinghe, W.A.; Ko, S.C.; Jeon, Y.J.: *Effect of phlorotannins isolated from Ecklonia cava on angiotensin I-converting enzyme (ACE) inhibitory activity. Nutr Res Pract. 2011 Apr;5(2):93-100. doi: 10.4162/nrp.2011.5.2.93. Epub 2011 Apr 23.*

WORMS – *Worlds register of Marine Species (www.marinespecies.org)*

Yamashita H.: *Ecklonia cava Polyphenol Has a Protective Effect against Ethanol-Induced Liver Injury in a Cyclic AMP-Dependent Manner. Mar Drugs. 2015 Jun 18;13(6):3877-91. doi: 10.3390/md13063877.*

Yang, Y.I. et al.: *Protective Effect of Brown Alga Phlorotannins against Hyper-inflammatory Responses in Lipopolysaccharide-Induced Sepsis Models. J Agric Food Chem. 2016 Jan 27;64(3):570-8. doi: 10.1021/acs.jafc.5b04482. Epub 2016 Jan 13.*

Yang ,Y.I: *8,8'-Bieckol, isolated from edible brown algae, exerts its anti-inflammatory effects through inhibition of NF-κB signaling and ROS production in LPS-stimulated macrophages. Int Immunopharmacol. 2014 Dec;23(2):460-8. doi: 10.1016/j.intimp.2014.09.019. Epub 2014 Sep 26.*

Yang, E.J.: *Phloroglucinol Attenuates the Cognitive Deficits of the 5XFAD Mouse Model of Alzheimer's Disease. PLoS One. 2015 Aug 18;10(8):e0135686. doi: 10.1371/journal.pone.0135686. eCollection 2015.*

Yang, Y.I.: *Brown algae phlorotannins enhance the tumoricidal effect of cisplatin and ameliorate cisplatin nephrotoxicity. Gynecol Oncol. 2015 Feb;136(2):355-64. doi: 10.1016/j.ygyno.2014.11.015. Epub 2014 Nov 20.*

You, H.N.: *Phlorofucofuroeckol A isolated from Ecklonia cava alleviates postprandial hyperglycemia in diabetic mice. Eur J Pharmacol. 2015 Apr 5;752:92-6. doi: 10.1016/j.ejphar.2015.02.003. Epub 2015 Feb 11.*

Young, M. H. et al.: *Isolation of a New Phlorotannin, Fucodiphlorethol G, from a Brown Alga Ecklonia cava. Korean Chem. Soc. 2007, Vol. 28, No. 9 1595*

Über den Autor

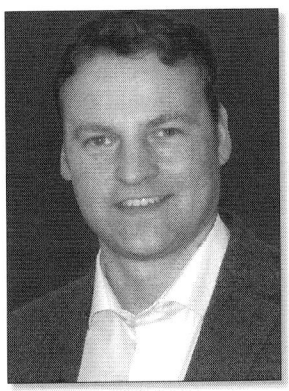

Dr. Mathias Oldhaver

Dr. Mathias Oldhaver ist Heilpraktiker und Medizinjournalist. Als Autor von Fachartikeln und -büchern sowie durch TV-Auftritte hat er sich bei einem gesundheitsorientierten Publikum bekannt gemacht. Mathias Oldhaver hat die Lehre von der Ethnoeubiotik entwickelt, die versucht, die Gründe für die Eigenschaften zu identifizieren, bei denen uns die Naturvölker voraus sind. Über seine zahlreichen Expeditionsreisen und exotischen Heilpflanzen und -methoden berichtet Oldhaver in seinem Ethnoblog (www.ethnoblog.de)

Impressum

Dr. Mathias Oldhaver
Wunder-Alge Ecklonia cava

ISBN 978-3-944592-17-6

Wiesbaden 2017

Bibliografische Information der Deutschen Nationalbibliothek.
Die Deutsche Nationalbibliothek verzeichnet diese Publikation in der Deutschen
Nationalbibliografie; detaillierte bibliografische Daten sind im Internet über
http://dnb.d-nb.de abrufbar.

© Eubiotika M.O. Verlag e.K., 65183 Wiesbaden, www.eubiotika-verlag.de

Lektorat: Maja Kunze
Printed in Germany

Bildnachweise:

Umschlag: Beautiful girl rests in the swimming pool, sunbathing. Spa treatments."
von edwardderule – Fotolia. "Braunalge (Brown algae fucus)" von Harald Biebel –
Fotolia. Innenseiten: Seite 12: Author by karendotcom127. Seite 123: "Seaweed
Salad" von fudio – Fotolia. Seite 124: "Green herbs soup" von amphotolt – Fotolia.
Seite 126: "Baked champignons" von Andrey Starostin – Fotolia

Haftungsausschluss

Die in diesem Buch dargestellten Erkenntnisse und Studien wurden sorgfältig recherchiert und vom Autor nach bestem Wissen und Gewissen wiedergegeben. Dennoch kann keine Garantie übernommen werden. Eine Haftung des Autors oder des Verlages für Schäden, die sich durch Anwendung der im Buch enthaltenen Empfehlungen ergeben, ist ausgeschlossen. Alle Informationen ersetzen in keinem Fall ärztlichen Rat und ärztliche Hilfe. Bei erkennbaren Krankheiten ist in jedem Fall ein Arzt aufzusuchen.

WEITERE BÜCHER AUS DEM EUBIOTIKA VERLAG ZUM THEMA

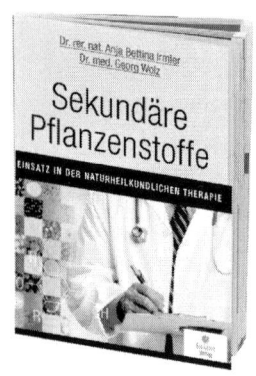 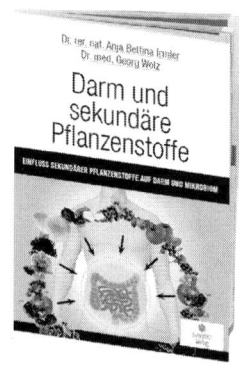 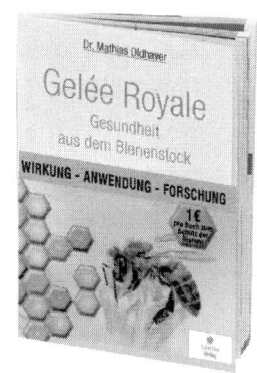

Dr. rer. nat.	Dr. rer. nat.	Dr. Mathias Oldhaver
Anja Bettina Irmler,	Anja Bettina Irmler	
Dr. med. Georg Wolz	Dr. med. Georg Wolz	

Sekundäre Pflanzenstoffe	**Darm und sekundäre Pflanzenstoffe**	**Gelée Royale – Gesundheit aus dem Bienenstock**
Einsatz in der naturheilkundlichen Therapie	Einfluss sekundärer Pflanzenstoffe auf Darm und Mikrobiom	Wirkung – Anwendung – Forschung
Wiesbaden 2015	Wiesbaden 2016	Wiesbaden 2014
ISBN 978-3-944592-10-7	ISBN 978-3-944592-12-1	ISBN: 978-3-9445920-60-1
€ 9,50	€ 5,50	€ 12,80